U0257569

国家"十一五"重点图书
中华民族立体营养支持科普系列丛书

外科疾病的营养支持

主　编　李　勇　王军波
编　委　（按姓氏笔画排序）
　　　　丁　叶　北京大学医学部
　　　　王　茵　浙江省医学科学院
　　　　王军波　北京大学医学部
　　　　李　勇　北京大学医学部
　　　　吴　坤　哈尔滨医科大学
　　　　张立实　四川大学
　　　　张召锋　北京大学医学部
　　　　柳　鹏　北京大学人民医院
　　　　徐美虹　北京大学医学部
　　　　蔡美琴　上海交通大学

北京大学医学出版社

WAIKE JIBING DE YINGYANG ZHICHI

图书在版编目（CIP）数据

外科疾病的营养支持/李勇，王军波主编. —北京：
北京大学医学出版社，2011.1（2014.2 重印）
（中华民族立体营养支持科普系列丛书）
国家"十一五"重点图书
ISBN 978-7-81116-998-0

Ⅰ.①外… Ⅱ.①李… ②王… Ⅲ.①外科手术－病
人－临床营养　Ⅳ.①R610.5 ②R459.3

中国版本图书馆 CIP 数据核字（2010）第 167859 号

外科疾病的营养支持

主　　编：李　勇　王军波
出版发行：北京大学医学出版社（电话：010-82802230）
地　　址：（100191）北京市海淀区学院路 38 号 北京大学医学部院内
网　　址：http：//www. pumpress. com. cn
E－mail：booksale@bjmu. edu. cn
印　　刷：北京东方圣雅印刷有限公司
经　　销：新华书店
责任编辑：陈　碧　　责任校对：金彤文　　责任印制：苗　旺
开　　本：880mm×1230mm　1/32　印张：7.25　彩插：2　字数：131 千字
版　　次：2011 年 1 月第 1 版　2014 年 2 月第 2 次印刷
书　　号：ISBN 978-7-81116-998-0
定　　价：18.00 元

主编简介

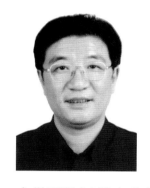

李勇 男，教授/博士生导师，50岁，山东烟台人，1983毕业于新疆医学院，获医学学士学位，1988毕业于华西医科大学公共卫生学院，获硕士学位，1995毕业于华西医科大学公共卫生学院，获博士学位，1995－1997年在上海医科大学预防医学专业做博士后研究。2001年被评为国家教育部跨世纪优秀人才。已指导毕业博士生23名、硕士生16名，出站博士后研究人员5名；目前正指导博士生10名、硕士生2名和博士后1名。长期从事营养与食品卫生学（例如：营养与疾病、膳食配方研究、人群营养状况研究等）、肽营养学、发育分子生物学、分子和食品毒理学、畸胎学和优生学等方面的研究，先后承担和主持：国家"973"项目2项，国家"863"高科技项目2项，国家"十五"攻关项目1项，国家"十一五"支撑项目3项，国家自然科学基金重点项目2项，国家自然科学基金面上项目8项，北京市自然科学基金项目4项，国际合作项目5项，教育部高等学校博士学科点专项科研基金项目3项，其他部、省级项目和校"985"项目 11 项及横向项目（例如：保健食品研发、基因诊断试剂盒等）多项。现已发表论文二百余篇，其中 SCI 收录论文四十余篇。学术论文多次在国际、国内学术会议大会交流。

近年的专著、译著有：《肽营养学》（2007 年）主编；《营养与食品卫生学》（2005 年）主编；《营养与食品卫生学实习指导》（2007 年）主编；《欧洲食物安全：食物和膳食中化学物的危险性评估》（2005 年）主译；《高级营养学》（2004 年）主编；《发育毒理学研究方法和技术》（2000 年）主编；《临床营养学》（2004 年）副主编。参编《营养与疾病》（2004 年）；《营养与食品卫生学》（2003 年、2007 年）；《医学营养学》（2003 年）；《社区营养学》（2006 年）；《中国营养科学全书》（2004 年）；参译《毒理学——毒物的基础科学》第六版（2005 年）和《国际公共卫生》（2007 年）等。

近年来获奖等情况：作为负责人已获得省部级科技进步奖 7 项。此外，近年来还克隆 10 条全长新基因，均为美国 Genbank 收录（收录号分别为：AF498103、AF520568、AF520569、AF520570、AF525300、AF526533、AF525925、AF527781、AF548365、AY152391）。

现任职务：

1. 北京大学公共卫生学院营养与食品卫生学系**主任**

2. 北京大学现代食品科学研究中心**主任**

3. 北京大学公共卫生学院分子毒理和发育分子生物学实验室**主任**

4. 中国科协七届**委员**

5. 中国环境诱变剂学会**常务理事**

6. 北京市营养学会**理事长** （法人代表）

7. 中国营养学会**理事**

8. 中国食品科学技术学会**常务理事**

9. 中国优生优育协会**常务理事**

10. 中国食品科学技术学会营养支持专业委员会**主任委员**

11. 中国优生优育协会妇女、儿童钙代谢工作委员会**主任委员**

12. 中国环境诱变剂学会膳食与疾病专业委员会**主任委员**

13. 中国毒理学会食品毒理专业委员会**副主任委员**

14. 中国环境诱变剂学会致畸专业委员会**副主任委员**

15. 食品安全国家标准审查委员会营养与特殊膳食食品分委会**委员**

16. 《卫生研究》、《食品科学》等多家杂志**常务编委或编委**

17. 国家食品药品监督管理局**核心专家**

18. 国家食品药品监督管理局保健食品**审评专家**

19. 国家卫生部健康相关产品**审评专家**
20. 中国儿童少年基金会专家委员会**委员**
21. 国家医学考试中心专家组**委员**
22. 北京市科协**代表**

总　序

　　一个民族的营养状况从微观讲影响着国民的体质和智能程度，从宏观讲影响着整个民族的竞争力与创造力，以及社会的文明进步和经济发展，正如法国一位著名学者曾经说过的："一个民族的命运要看她吃的是什么和怎么吃。"我们炎黄子孙自古就注重营养，这也是中华民族的文明标志之一。中国人在膳食结构上非常强调平衡，提倡含不同营养成分的食物之间的互补，成为世界上保持食物的生物来源多样化最丰富的国家。然而随着改革开放、经济的腾飞，中国人民生活水平不断提高，居民膳食结构在原有基础上也发生了巨大变化。过去物资短缺、食物单调，想吃的东西买不到，现在商品琳琅满目，许多人却不知道该如何选择、应当怎么吃了。另一方面，随着人们生活节奏的加快、饮食结构的"西化"，"文明病"或"生活方式病"泛滥，造成目前我国国民的整体营养状况是营养不良和营养过剩同在，贫困病和富裕文明病并存。在这种情况下，科学的、合理的营养对于中华民族就显得格外重要。

　　随着国民健康意识的不断增长，人们对于营养学知识的需求也不断增加，然而随之而来的是一些科学性不强、应用性欠考虑的营养学书籍匆忙上阵，给读者造成误导甚至健康危害。作为长期从事营养与健康研究的专业人员，我们认为中国人民迫切需要一套系统而实用的营养与健康指导丛书，使国人能够有据可循地合理安排膳食和运动，促进自身的营养水平和心理卫生，进而增进健康，预防"文明病"和"贫困病"的发生。

我们首次提出"立体营养支持"的概念，并非刻意制造噱头，而是把每个中国人看成相对独立的个体，有针对性并因人而异地进行生理、心理、保健、营养、膳食、运动等与疾病预防和治疗相关的全面指导，而不是地毯式地泛化营养理论介绍。科学、实用以及通俗易懂是我们编著本套丛书的首要指导原则，我们希望通过对本套丛书的阅读，能使读者更好地结合自身情况，科学选择适合自己的膳食营养模式和运动方式，调试健康心态，走出营养误区，达到自己"管理"自己健康的目的。

中华民族立体营养支持科普系列丛书被评为国家"十一五"重点图书，参编人员均是具有多年相关领域工作经验的专家学者，他们结合自身的研究经验和成果将中国百姓关心的营养与健康问题进行解答和分析，并为百姓健康提供有益的指导。本套丛书的内容主要包括：各种重要营养素（如矿物质、维生素）与健康的关系，核酸与基因营养，不同年龄段人群的特殊营养需求和营养支持，主要"文明病"（如糖尿病、肥胖、高脂血症、慢性疲劳综合征）的膳食营养因素及非药物疗法，心理行为营养与健康，运动营养与健康，膳食美容与延缓衰老，循证医学解读营养与食品的误区，特殊病理条件（如肿瘤、艾滋病）下的营养指导，以及传统医学药食同源对于健康的指导作用等。

吃饭是再平常不过的事，然而人类通过漫长的历程才从"吃饱求生存"发展到懂得"吃好求健康"。我们衷心希望本套丛书能够对中国国民的营养状况和健康维护起到科学的指导作用。

衷心感谢中华人民共和国卫生部原副部长王陇德院士、北京大学常务副校长柯杨教授、北京大学医学出版社陆银道社长一年多来在本丛书的策划、出版等方面给予的巨大支持；同时向参与本丛书编写、校对的专家、教授、博士和编辑们表示衷心的感谢！

北京大学公共卫生学院
营养与食品卫生学系　　**李　勇**

2007 年 12 月

序　一

国民营养与健康状况是反映一个国家经济与社会发展、卫生保健水平和人口素质的重要指标。良好的营养和健康状况既是社会经济发展的基础，也是社会经济发展的目标。居民的营养健康直接关系着小康社会的发展和经济的腾飞，而经济的发展也影响着居民的生活质量，两者相辅相成。只有有了健康的民族，才会有富强的国家；只有拥有健康的身体，才能享受小康社会的美好生活。

新中国已经成立五十余年，改革开放也已经历时三十年，虽然我国城乡居民的膳食、营养状况较以前有了明显改善，但是仍然有不少的居民承受着营养缺乏病的危害。钙、铁、维生素 A 等微量营养素缺乏是我国城乡居民普遍存在的问题，妇女、儿童、青少年尤其是易受营养不良因素影响健康的高危人群。另一方面，随着我国经济和社会的高速发展，慢性非传染性疾病对民众健康的影响，已超过发达国家曾经面临的重大社会问题与经济威胁。从整个趋势来看，降低我国民众慢性病的发病率和死亡率已经成为亟待解决的重要卫生问题。

要改善中华民族的营养状况，提高健康水平，需要我们广泛地传播科学营养膳食知识，指导群众养成合理、科学的饮食习惯，提高健康意识；需要相关部门、单位长期共同的努力。营养科普书籍是传播健康知识的窗口，科学、客观和实用性是科普书籍的精髓。《中华民族立体营养支持科普系列丛书》从可能影响健康的诸多角度出发，全方位向国民介绍了合理营养、养生保健、防病或延缓疾病发展的科学方法，具有很强的科学性、可读性和实用性。故欣然作序，以示祝贺！

中华人民共和国卫生部原副部长
中 华 预 防 医 学 会 会 长
北京大学公共卫生学院院长

2008 年 2 月

序 二

　　《九十年代中国食物结构改革与发展纲要》颁布以来，我国国民经济持续发展，农业和农村经济发展进入了新阶段，实现了农产品供给由长期短缺到总量基本平衡、丰年有余的历史性转变，人民生活水平不断提高，推动了食物需求持续增长，全民营养状况得到了较好的改善。社会主义市场经济体制的逐步建立，为食物发展创造了良好的外部环境。科技进步已经渗透到食物发展的各个环节，加速了传统食物的改造，拓宽了食物发展的空间。我国食物与营养研究进入了一个新的发展阶段。

　　目前我国食物与营养发展面临的形势一是居民生活水平的不断提高，对食物多样化、优质化需求明显增加。二是居民食物消费正处于由小康向更加富裕转型的时期，急需加强对居民食物与营养的指导工作，促进居民形成良好的饮食习惯。否则，既会造成资源浪费，也可能会影响一代甚至几代人身体素质的提高。三是世界经济和现代科技的发展，使国际食物与营养产业呈加速发展趋势，必须加快我国食物与营养工作，以跟上世界发展步伐。因而我国食物与营养工作面临着十分艰巨的任务。

在所有的环境因素中，食物是我们每天都主动大量摄入、通过黏膜密切接触并吸收的。我始终认为，人与环境的关系，除了空气，最密切、最具普遍意义的就是人与食物的关系，因此也是我们能主动地通过选择与控制产生预防疾病效果的。已有大量事实证明饮食结构影响健康状态。中国有句古话，"病从口入"，现在看来古人的话千真万确。让广大人民群众了解饮食的作用是一项推广健康生活方式，普及防病知识的重要工作。

我特别高兴地看到北京大学的医学营养学教授自觉地视科普工作为己任。《中华民族立体营养支持科普系列丛书》从中国人常见的营养问题和营养误区出发，多角度、全方位介绍营养保健，饮食养生和常见生活方式病的预防方法，具有很强的科学性和实用性。丛书文字通俗易懂，适合广大居民阅读。

北京大学常务副校长
医学部常务副主任

2007 年 12 月

目　录

前　　言

　　营养的重要性早为人们所熟知，无论传统医学还是现代医学都很强调营养的作用，但住院患者中仍有30％～50％属营养不良。近 30 年来，临床营养支持的方法（包括肠内与肠外途径）有了迅速的发展，有关机体正常或疾病时代谢的研究也随之增多，了解更为深入，有的已达分子水平。对营养支持的要求也不再停留在维持机体氮平衡、保持患者瘦体物质（lean body mass）水平，而是要维持细胞的代谢，保持组织器官的结构与功能，进而调控免疫、内分泌等功能，修复组织，促使患者康复。临床的应用已显示了它的效果，不但是肠瘘、短肠综合征、肠道炎性疾病等的重要治疗措施，也是重症胰腺炎、器官移植、肿瘤及危重患者不可少的治疗措施，改变了许多疾病的预后，很多患者因而得益。营养不良患者术后易有感染、肺功能障碍、胃肠吻合口破裂成瘘、伤口愈合不良等并发症，营养支持可改善这些情况，直接或间接地降低术后并发症的发生率与病死率，提高手术成功率。因此，营养支持被誉为 20 世纪后 25 年医学的一大进展，营养支持与抗生素的发展、麻醉学的进步、重症监护与器官移植等共同被列入 20 世纪的医学进展。

　　外科疾病是一类以损伤、感染、肿瘤或肿块、畸形以及其他表现（如阻塞、结石、静脉曲张等）为主要临床特征的疾病，一般需要通过手术或特殊手法进行治疗。然而手术本身在满足治疗需要的同时，也会给机体带来相应的创伤应激，导致机体内分泌及代谢发生一系列改变，进而可能使机体内环境失衡、全身代谢异常、组织过度消耗和器官功能障碍等，以致影响预后，甚至危及生命。围术期营养支持对降低手术死亡率和并发症发生率具有重要意义。通过对外科疾病患者进行合理的、科学的营养支持，可以改善患者的营养状况，促进蛋白质合成和组织修复，减少胃肠液的分泌，促进肠黏膜增殖、代偿，改善肠黏膜的屏障功能，调节患者的免疫功能等，最终对疾病的治疗效果和患者的康复产生积极的作用。因此，营养支持对于外科疾病患者的治疗尤为重要。

2010 年 3 月，依据卫生部医政司《关于开展临床营养科设置试点工作的通知》要求，中国医师协会组织相关专家在广泛征求意见和论证的基础上，对医疗机构临床营养科建设的工作进行了试点，这充分说明了营养支持在临床实践中的作用越来越受到各界的关注。我国临床营养支持虽已得到推广，也已为许多患者的康复发挥了积极作用，诸如短肠综合征、肠外瘘、烧伤、严重创伤、重症急性胰腺炎以及各种原因所致的营养不良等，但总体来讲，我国临床营养支持的基础理论水平与应用技术尚不尽如人意，仅是"能用"，但不知"为何用"、"怎样用"，大有"拿来就用"之势，既不究其理论依据，也不究其应用技术。因此，不能获得临床营养支持应有的效果，更不能深知临床营养的必要性，进入到一个"能用则用之，有难点则弃之"的境界。腹腔镜胆囊切除后，应用 2 天静脉营养竟成为"常规"治疗；今天输 2 瓶氨基酸液，翌日再输 1 瓶脂肪乳剂者并不少见，都称之为"营养支持"。实际上，"营养素同时输入"的基本要求都没有达到。因此，要使我国临床营养支持能够更广泛、更科学地发展，尤其在我国当前医疗资源受限的条件下，合理地使用营养支持，是需要认真对待的问题。首先应加强基础理论的普及教育，临床各专科、各层次的医师，尤其是基层医院的医师，都应懂得临床营养支持最基础的理论知识，这是解决"为何用"的关键。

2004 年 3 月，中华外科学会临床营养支持学组公布了《临床肠内、肠外营养操作指南》，为营养支持治疗提供了临床实施的准则。细胞分子生物学有关营养代谢的研究则有望进一步解决患者营养代谢机制、临床营养支持手段等方面的难题。展望未来，外科营养支持的临床应用必将越来越合理化、规范化，为人类健康作出更多贡献。

近年来，随着医学科学的飞速发展以及新型营养支持制剂的研发和应用，营养代谢和营养支持的理论和实践得以逐步完善。本书将从营养基础知识、疾病

外科疾病的营养支持

状态下的营养知识、外科疾病的营养支持原则以及常见外科疾病的营养支持四个方面对近年来营养支持取得的进展以及其在外科疾病中的应用进行阐述，内容循序渐进、深入浅出，以期为外科医师及外科疾病患者更好地了解和认识营养支持在外科疾病治疗中的意义和作用提供参考。

合理营养　健康基础

1.1　营养与营养素

　　谈起健康，我们不能不提到营养与食物。食物被人体摄入后，必须经过一系列的作用与代谢过程，才能转化为人体所需要的物质或被人体利用。常听人说"我们要吃营养丰富的食物"，"这种食品富含营养"，或有人问："我们每天要多少营养？"这些话正确吗？很少有人考量，也很难找到正确答案，因为人们不知道营养的准确定义，甚至一些营养学教科书也只谈人体需要哪些营养素，人体每日大致需要多少营养素以维持身体健康，弄得很多人对营养的概念讳莫如深，云山雾罩，包括一些从事营养工作的专业人士。

　　那么什么是营养呢？其实营养的概念非常朴素，就是生物从外界吸收适量有益的物质以谋求养生的行为或作用。既然营养是一种行为、动作、作用，它不等同于营养素及营养成分，怎么能说"富含营养"或者"营养丰富"呢？

　　营养素是指食物中含有的能够维持生命、促进机体生长发育和健康的化学物质。生物体在生命过程中需要摄取一定数量和质量的营养素，同时也会消耗、丢失一定数量的营养素。营养素的供给和消耗达到动态平衡是维持生物体生长发育和良好健康状况的前提条件。

某种食品所含营养素和能量能满足人体营养需要的程度称为食品的营养价值。它的高低取决于食品所含营养素的种类、数量、相互比例是否适宜以及是否容易被人体消化、吸收和利用。食品的营养价值是相对的。不同食品因所含营养素的种类和数量不同，其营养价值也就不同。如粮谷类食品，其营养价值主要体现在能供给人体较多的糖和能量，但其蛋白质的营养价值较低；蔬菜和水果能提供丰富的维生素、矿物质及膳食纤维，但蛋白质、脂肪含量极少。即使是同一种食品，由于其品种、部位、产地、成熟程度以及烹调、加工方法不同，营养价值也会存在差异。

目前，还没有任何一种天然食物能够满足人体对营养的全部需要。因此，人们应当根据不同食品的营养价值特点，合理地选择多种食品搭配食用，保证营养平衡，满足人体的营养需要。

1.2 人体需要哪些营养素

传统的分类方法一般将营养素分为六大类，即：蛋白质、脂类、糖（包括膳食纤维）、矿物质（包括常量元素和微量元素）、维生素（包括脂溶性维生素和水溶性维生素）和水。中国营养学会 2000 年编著的《中国居民膳食营养素参考摄入量》一书中采用的分类方法则将营养素分为三大类，即：宏量营养素，包括蛋白质、脂类、糖类；微量营养素，包括矿物质（常量元素和微量元素）、维生素（脂溶性维生素和水溶性维生素）；其他膳食成分，包括膳食纤维、水、其他生物活性物质。

1.3 营养素有哪些生理作用

营养素是维持生命活动的重要物质，其基本的生理作用主要表现在三个方面，即提供能量、构成机体和修复组织、调节代谢以维持正常生理功能。不同种类的营养素其生理作用也有所不同，而且各种营养素在机体内还具有相互协同、相互促进的作用。

在各种营养素中，蛋白质是人体最重要的组成部分，一切细胞都含有蛋白质成分，大约占人体全部重量的 18％，它是一切生命的物质基础，也是生命的存在形式。可以说，没有蛋白质，就没有生命，所以它在营养学中占有特别重要的地位。蛋白质是由基本单位氨基酸所构成的，其中 8 种氨基酸人体不能合成，或者合成的速度不能满足人体正常生长发育或维持健康的需求，必须由外界供给，我们称它们为必需氨基

外科疾病的营养支持

酸，它们是亮氨酸、异亮氨酸、赖氨酸、甲硫氨酸、苯丙氨酸、苏氨酸、色氨酸和缬氨酸。对于婴幼儿，组氨酸也是必需氨基酸。

脂肪也是人体细胞的重要组成部分，特别是磷脂和固醇。磷脂对动物的生长发育非常重要，固醇是合成某些激素的重要物质。构成脂肪的某些脂肪酸在人体内不能合成，但又是机体不可或缺的物质（主要是多不饱和脂肪酸），必须通过食物供给，我们称它们为必需脂肪酸，一般认为是亚油酸和γ-亚麻酸。

糖类可分为单糖（如葡萄糖、果糖）、双糖（如蔗糖、麦芽糖、乳糖）和多糖（淀粉、糖原、纤维素、果胶）。在每日膳食中最重要的是淀粉。糖类中除纤维素与果胶外，都可被人体吸收利用，但吸收前必须先转变成单糖，主要是葡萄糖，才能被吸收。

糖是人体主要的能量来源，在总能量中占60%～70%。同时它也是构成生命体的重要物质，参与许多生命过程。纤维素和果胶虽不能被人体消化吸收，但可以促进肠道蠕动，特别是果胶，在吸水浸涨后有利于粪便排出。纤维素还可能对机体的胆固醇代谢发生影响，减少其在动脉、肝等部位的沉积。其他营养素及膳食成分的主要功能见表1-1。

表 1-1 营养素及其他膳食成分的主要生理作用和食物来源

营养素名称	主要生理作用	主要食物来源
蛋白质	构成机体的主要成分；构成体内多种重要的生理活性物质；提供能量；提供必需氨基酸等	乳类、蛋类、豆类及瘦肉等食物
脂类		
脂肪	贮存和提供能量；维持体温正常；对器官的保护作用；内分泌作用；帮助机体更有效地利用糖类；节约蛋白质作用；构成机体的重要成分；提供必需脂肪酸；提供脂溶性维生素并促进其吸收；增加食物美味；增加饱腹感等	动物的脂肪组织和肉类、植物的种子等食物
磷脂	提供能量；细胞膜的重要构成成分；乳化剂作用；促进、改善脑组织和神经系统健康等	蛋类、动物肝、大豆、麦胚和花生等食物
胆固醇	细胞膜的重要构成成分；血中脂蛋白的重要构成成分；许多重要活性物质的合成原料（如胆汁、性激素、维生素 D 等）等	动物内脏、蛋类等食物

外科疾病的营养支持

营养素名称	主要生理作用	主要食物来源
糖	提供能量；构成机体的成分；调节脂肪代谢的作用；节约蛋白质作用；改善食品感官性质；增加饱腹感；解毒作用；增强肠道功能等	谷类、根茎类、豆类等食物
矿物质		
钙	构成并维持骨骼和牙齿的结构和功能；维持神经与肌肉的活动；参与多种酶活性的调节；维持细胞膜的完整性和通透性；参与凝血过程；参与激素分泌；调节酸碱平衡等	乳及乳制品、豆制品等食物
钾	维持细胞正常渗透压；维持神经肌肉的正常功能；维持心肌的正常功能；参与细胞新陈代谢；降低血压等	蔬菜、水果等食物
钠	调节体内水分与渗透压；维持酸碱平衡；维持正常血压；维持神经肌肉兴奋性等	食盐、酱油、腌制食品、发酵豆制品等食物

营养素名称	主要生理作用	主要食物来源
镁	是多种酶的激活剂；维持钠、钾正常分布；维持骨骼生长和神经肌肉的兴奋性；调节心血管功能；调节胃肠道功能等	蔬菜、水果、粗粮、干豆、坚果等食物
铁	构成血红蛋白、肌红蛋白、细胞色素酶及其他呼吸酶的重要成分，参与氧和二氧化碳的运输、交换和组织呼吸过程；促进红细胞的形成和成熟；促进维生素 A 的转化；促进嘌呤和胶原的形成；促进抗体的产生和免疫调节功能；促进脂类的转运；促进肝的解毒功能等	动物全血、动物肝、畜禽肉类等食物
碘	参与甲状腺素的生成；调节蛋白质的合成和分解；促进糖和脂肪的代谢；调节水盐代谢；促进维生素的吸收和利用；促进生长发育；酶激活剂等	海带、海藻、海鱼、加碘食盐等食物

外科疾病的营养支持

营养素名称	主要生理作用	主要食物来源
锌	许多酶的构成成分和激活剂；促进生长发育和组织再生；调节食欲；促进维生素 A 代谢；调节免疫作用；维持细胞膜稳定性等	畜禽肉类、贝壳类等食物
硒	构成谷胱甘肽过氧化物酶的重要成分，发挥抗氧化作用；促进生长；保护心血管和心肌的健康；解毒作用；保护视觉器官的功能和视力；抗肿瘤作用；调节免疫功能等	动物肝、肾、肉类等食物
铜	维持正常的造血功能；维持骨骼、血管和皮肤的正常结构；维护中枢神经系统的健康；保护毛发正常的色素和结构；抗氧化作用；调节胆固醇、葡萄糖代谢；调节免疫功能；调节激素分泌等	谷类、豆类、坚果类、贝类、动物内脏等食物
铬	葡萄糖耐量因子的组成成分，参与血糖调节；调节脂质代谢，预防动脉粥样硬化；促进蛋白质代谢和生长发育；调节免疫功能等	谷类、豆类、肉和乳制品等食物

营养素名称	主要生理作用	主要食物来源
氟	参与骨骼和牙齿的形成，防治龋齿；防治骨质疏松；可通过胎盘，影响胎儿神经系统发育等	海洋鱼类、茶叶、水果类、蔬菜类等食物
维生素		
维生素 A	维持正常视觉；维持上皮细胞的正常生长和分化；促进生长发育；调节免疫功能；抑制肿瘤作用；参与精子形成；参与味觉、听觉、食欲等生理过程等	动物肝、鱼肝油、乳制品、蛋类、深色蔬菜和水果等食物
维生素 D	维持血钙平衡；促进骨、软骨和牙齿矿化；促进小肠钙吸收；促进肾对钙、磷的重吸收；调节免疫和基因转录作用等	鱼肝油、海鱼、鱼卵、动物肝、蛋黄、奶油和乳酪等食物
维生素 E	抗氧化作用；延缓衰老；保护红细胞的完整性；促进生殖功能等	植物油、麦胚、坚果、豆类和谷类等食物
维生素 K	参与凝血过程；调节骨代谢，促进骨骼健康等	苜蓿、绿叶蔬菜等食物

外科疾病的营养支持

营养素名称	主要生理作用	主要食物来源
维生素 B_1	参与能量和蛋白质、脂肪、糖的代谢；维护神经组织的正常功能；保护心脏功能；调节食欲和胃肠道功能等	瘦肉、动物内脏、豆类、种子、坚果类等食物
维生素 B_2	参与能量代谢；抗氧化作用；促进色氨酸转化为烟酸；促进维生素 B_6 代谢等	动物内脏、蛋类、奶类、肉类等食物
烟酸	参与体内氧化还原反应；参与蛋白质代谢；葡萄糖耐量因子的组成成分，调节血糖代谢；调节血脂作用等	畜禽肉类、动物内脏、鱼类、豆类、花生、全谷类、乳类、绿叶蔬菜等食物
泛酸	参与脂肪合成和分解；参与氨基酸和其他有机酸的分解代谢；参与许多重要生物活性物质的合成，如胆固醇、三酰甘油、类固醇激素、维生素 B_{12} 等；参与肝对药物的解毒作用等	蜂王浆、鱼子酱、肉类、动物内脏、蘑菇、蛋类、酵母等食物

营养素名称	主要生理作用	主要食物来源
叶酸	参与氨基酸代谢；参与核酸合成；参与血红蛋白的合成；参与肾上腺素、胆碱、肌酸等重要物质的合成；参与神经递质的合成等	动物肝、肾、蛋类、鱼类、豆类、酵母、绿叶蔬菜、水果、坚果类等食物
维生素 B_6	参与氨基酸代谢；参与糖原和脂肪酸代谢；参与烟酸的合成；保护神经系统的作用；调节免疫作用；参与脑及其他组织中的能量转化；参与核酸代谢；调节内分泌腺功能等	鱼肉、禽肉、动物肝、蛋黄、豆类、坚果等食物
维生素 B_{12}	参与甲硫氨酸的合成；参与脂肪酸代谢等	肉类、动物内脏、鱼类、贝类、蛋类等食物
生物素	参与脂类、糖、蛋白质和能量代谢；降血糖作用；促进免疫功能；参与烟酸和前列腺素合成等	奶类、蛋类、酵母、动物肝、蔬菜类等食物

外科疾病的营养支持

营养素名称	主要生理作用	主要食物来源
胆碱	是磷脂酰胆碱和鞘磷脂的重要组成成分，构成和维持生物膜结构；防治脂肪肝；参与细胞间信号传导；促进脑发育和提高记忆力；促进物质代谢；降低胆固醇作用等	蛋黄、动物肝、花生、大豆等食物
维生素 C	参与胶原合成，维持毛细血管壁的完整性，促进创伤愈合；促进胆汁酸和肾上腺皮质激素合成；抗氧化作用；促进铁的吸收、转运和储备；增强机体免疫力等	新鲜蔬菜和水果等食物
其他膳食成分		
水	溶剂，促进营养物质的吸收、转运及代谢废物的排出；体温调节因子，维持正常体温；润滑剂；参与组织构成，使组织具有一定形态、硬度和弹性；参与体内的多种化学反应；提供钙、镁、钠、钾等矿物质	饮用水、饮料、食物中的水等

营养素名称	主要生理作用	主要食物来源
膳食纤维	增加饱腹感；改善肠道环境；促进排便；调节血糖和血脂作用等	蔬菜、水果、谷类、豆类等食物
生物活性肽	参与机体的免疫调节；促进矿物质吸收；降血压；清除自由基和抗氧化作用；抗菌和抗病毒；调节血脂；调节神经系统功能；缓解疲劳；防治肿瘤；减肥作用；促进伤口愈合等	来源于天然动、植物或来源于蛋白质水解产物（如海洋活性肽、大豆肽、玉米肽等）
牛磺酸	结合胆酸作用；抗氧化作用；膜稳定作用；调节细胞内、外钙离子稳态；调节神经系统功能；促进和维持视觉功能；保护心血管系统功能；参与脂质代谢、糖代谢；调节免疫功能；促进生长发育；解毒功能等	海产品、肉类等食物
肉碱	促进脂肪氧化供能；维持膜稳定性；抗氧化、清除自由基作用等	肉类、奶类等食物

外科疾病的营养支持

营养素名称	主要生理作用	主要食物来源
肌醇	磷脂酰肌醇是构成细胞膜和细胞内膜的成分；抗抑郁和惊恐障碍；改善糖尿病症状等	水果、肉类、奶类、坚果、蔬菜、全谷类等食物
植物化学物	抗癌作用；抗氧化作用；免疫调节；抗微生物；降胆固醇；抗血栓；抑制炎症过程；调节血糖；促进消化等	水果和蔬菜（类胡萝卜素、多酚）；植物种子（植物固醇、蛋白酶抑制剂）；豆科植物（皂苷、蛋白酶抑制剂、植物雌激素）；十字花科植物（芥子油苷）；调料类（单萜类）；大蒜及其他球根状植物（硫化物）

1.4 什么是能量

　　首先应该明确能量是机体组织与器官生理功能、生长动力的源泉。能量虽然不属于营养素，但却能反映蛋白质、脂肪和糖的摄取情况，同时也是机体生命过程中非常重要的营养因素。能量是机体维持所有生命活动以及从事体力活动的物质基础，机体在以能量做功的同时会释放出热能，这也是机体维持体温恒定的重要机制。

　　人体所需要的能量主要来自于食物。植物是能量的"制造者"，它们可以吸收太阳能，并将太阳能转化为化学能，以糖、蛋白质或脂肪的形式储存起来。人体摄入这些营养素后通过体内的代谢再将能量释放出来满足各种生命活动和体力活动的需要。

　　人体内的所有生理活动都需要消耗能量，人体每日所进行的各种脑力和体力活动也都需要能量，每日所摄取的各种营养素的消化、吸收及代谢也需要能量的参与，因此如果没有能量，机体的正常生命过程就无法维持。正常情况下，人体每日的能量消耗主要用于维持基础代谢、从事体力活动以及食物特殊动力作用，正常人每日所摄入的能量应该与能量消耗基本保持平衡。在生长发育旺盛的时期，人体所摄取的能量中还要有一部分用于维持正常的生长发育需要，这一时期的能量摄入应该略高于消耗。

当能量摄入不足时，机体会首先动用自身的能量储备甚至消耗自身的组织来满足生命活动的能量需求，如果长期处于饥饿状态则会导致生长发育迟缓或停滞，消瘦甚至死亡。反之，当能量摄入过剩时，多余的能量则会转化为脂肪在机体内贮存，导致肥胖及相关疾病的发生。

1.5 什么是基础代谢和基础代谢率

基础代谢是指维持生命活动所需要的最低能量消耗，即人体在清醒、静卧、空腹的状态下，室温在18～25℃时，用于维持呼吸、心跳、体温等基本生理活动所消耗的能量。基础代谢状态下的能量消耗比我们一般所说的休息状态下要低，但比睡眠状态下的能量消耗要高。

基础代谢率则是指单位时间内每平方米体表面积所消耗的基础代谢能量。人体的基础代谢率受很多因素影响。年龄是影响基础代谢率的重要因素，人的一生中婴幼儿时期基础代谢率最高，成年后随着年龄增加，基础代谢率缓慢下降，到老年时期基础代谢率明显下降。性别是影响基础代谢率的另一重要因素，相同条件下一般女性基础代谢率低于男性。体形和机体构成成分也会影响基础代谢率，一般瘦高体形的人基础代谢率要高于矮胖体形的人。基础代谢率还会受到激素分泌水平的影响，甲状腺激素分泌亢进（甲状腺功能亢进，简称甲亢）时，基础代谢率明显增高，而甲状腺激素分泌不足（甲状腺功能低下，简称甲低）时基础代谢率则会明显下降。此外，还有很多因素，如营养状况、环境温度、情绪、应激、疾病等都会影响基础代谢率。

1.6　什么是氮平衡、正氮平衡和负氮平衡

氮是蛋白质的重要构成元素，当膳食中蛋白质的质、量适宜时，机体每天摄入的氮量与从粪便、尿液及皮肤等途径排出的氮量相等，这种状态表明蛋白质和氨基酸的合成和分解代谢处于动态平衡，称为氮平衡。

当机体每天摄入的氮量大于排出的氮量时，称为正氮平衡，此种情况多见于儿童、孕妇以及疾病恢复期患者，因为这些人群由于生长发育、胎儿孕育以及疾病恢复等原因，对蛋白质的需要量增加。反之，当机体处于衰老、饥饿或疾病状态时，蛋白质摄入量减少，体内蛋白质的合成减少，而分解增加，氮排出量大于摄入量，此时称为负氮平衡。处于负氮平衡将不利于疾病的恢复。

1.7 什么是合理营养

合理营养是指机体所摄取的营养素在种类、数量和质量上均能满足机体维持正常生理功能以及预防营养相关疾病的需要，而且所摄取的各种营养素之间的比例适宜的一种营养状态，简单地说，就是指全面而且平衡的营养。年龄、性别、生理或病理状态、体力负荷等不同的人，其合理营养的含义也有所不同。合理营养是健康的物质基础，合理营养可维持机体的正常生理功能，促进生长发育和健康，提高机体的抵抗力、免疫力和劳动能力，并有利于营养相关疾病的预防和治疗。反之，不合理的营养则是疾病的温床，长期缺乏合理营养将会导致机体生理功能障碍以至发生营养素缺乏病或营养素过剩性疾病（肥胖症和动脉粥样硬化等）。

要达到合理营养，应保证营养素的种类、数量和质量能够满足机体需求，主要包括以下几个方面：①充足的能量供应，使能量摄入与消耗保持平衡，以维持正常的生理功能及活动；②合理的能量来源，对于成年人来说，蛋白质供能比10％～15％、脂肪供能比20％～30％、糖供能比55％～65％是比较适宜的；③足够的蛋白质供给，以维持生长发育、组织更新修复以及正常的生理功能，而且来源于动物性食物和豆类的优质蛋白质应占到 1/3 以上；④适量的脂肪摄入，可提供不饱和脂肪酸特别是必需脂肪酸，同时可促进脂溶性维生素的吸收；⑤充足的无机盐、维生素，以满足生长发育、调节生理功能以及维持内环境稳定的需要；⑥适量的膳食纤维，有助于肠道蠕动和正常排泄，减少肠内有害物质的存留，同时对于某些慢性疾病的防治具有重要意义；⑦足够的水分，以维持体内各种生理、生化过程的正常进行；⑧营养素之间的比例协调，以使每种营养素都能最好地发挥其独特的生理作用。

1.8　什么是平衡膳食

平衡膳食是指膳食中所含的营养素种类齐全、数量充足、比例适宜，能使营养需要与膳食供给之间保持平衡状态，使能量及各种营养素能满足机体生长发育、生理及体力活动的需要，且各种营养素之间保持适宜比例。平衡膳食是获得合理营养的根本途径，对正常人来说是获得合理营养、促进健康、预防疾病的根本保障，对患者来说则是减轻症状、缩短病程、促进康复的基本支持治疗措施。不平衡膳食，短期可降低抵抗力和生活质量，降低学习和工作效率，长期则可引起或促进各种疾病的发生和发展。

此外，平衡膳食还应关注食物的合理配餐、合理

外科疾病的营养支持

烹调、合理进餐制度和合理进餐环境等因素。①合理配餐：按照膳食指南和膳食质量标准选择食物、进行合理搭配。膳食不但应包括平衡膳食宝塔中的九大类食物，还要符合其数量要求。各种营养素摄入量应达到膳食营养素参考摄入量的80%以上，而且需注意产能营养素之间、维生素之间、矿物质之间以及各类营养素之间的平衡和完善，并注意保持成酸性食物与成碱性食物的平衡；②合理烹调：食物烹调的目的是改善食物的性状，使其美味且易于消化，杀灭可能存在的有害微生物，去除抗营养因子，总之是使食物有利于增进人体食欲和健康。合理烹调要达到以上烹调的基本目的，而且保证即将入口的食品对进餐者绝对安全无害，尽可能保持食品中的营养素不因加热、水洗、水煮等烹调措施而丢失；③合理的进餐制度：首先，进餐制度包括餐饮、两餐之间的间隔时间、能量在各餐之间的分配比例等，例如一般推荐的早、中、晚餐的进餐时间分别在 6：30～8：30、11：30～13：30、18：00～20：00 为宜；而三餐的能量摄入比例分别占总能量的 25%～30%、30%～40%、30～40% 较为合适。此外，合理的进餐制度不但有利于人体消化的正常功能，以适应健康及生活和工作的需要，更是良好生活规律、生活方式的重要组成部分；④合理进餐环境：包括餐厅环境卫生、气氛、服务态度和方式等方面。舒适的进餐环境可保证进餐者轻松、愉快、有效地进餐。

1.9　什么是营养不良

营养不良或营养失调，是指由于各种原因引起的一种或多种营养素缺乏或者过剩而导致的机体健康状况异常或者疾病状态。因此，营养不良实际上包括两种类型，即营养缺乏和营养过剩。前者是指由于膳食摄入不足或者机体对营养素的消化、吸收、利用障碍而造成的能量或营养素缺乏状态或者营养缺乏病；后者则是指由于膳食摄入过多或比例失衡，造成能量或某些营养素超过机体需要而形成的健康异常或疾病状态。

在发展中国家的营养不良主要表现为营养缺乏，如缺铁性贫血、佝偻病、维生素和矿物质缺乏症等；而在发达国家则主要表现为营养过剩，如糖尿病、肥胖、高脂血症、高胆固醇血症、心脑血管疾病等。由于我国的特殊国情，故既存在营养缺乏，又存在营养过剩。

1.10　什么是膳食营养素参考摄入量

营养素参考摄入量是在需要量的基础上，综合考虑人群中的个体差异、食物消化吸收、烹调加工损失以及食物生产状况和居民消费习惯等因素而制订的适

外科疾病的营养支持

宜的营养素参考摄入数量。

我国自 1955 年起就开始以"每日膳食中营养素供给量（RDA）"作为营养素建议摄入水平。随着营养科学研究的深入发展，20 世纪 90 年代美国和加拿大的营养学界提出了膳食营养素参考摄入量（DRIs）这一比较系统的新概念。2000 年，中国营养学会组织有关专家在全面分析国内外研究进展的基础上，制订出了我国第一部膳食营养素参考摄入量，主要包括以下 4 项内容：

1）平均需要量（estimated average requirement，EAR）：指某一特定性别、年龄及生理状况群体对某营养素需要量的平均值。EAR 表示可满足某一特定性别、年龄和生理状况群体中 50％个体营养素需要量的摄入水平，但该水平不能满足群体中另外 50％个体的营养素需要量。

2）推荐摄入量（recommended nutrient intake，RNI）：相当于传统使用的 RDA，是指可以满足某一特定性别、年龄及生理状况群体中绝大多数个体（97％～98％）需要量的摄入水平。

3）适宜摄入量（adequate intake，AI）：系指通过观察或实验获得的健康人群某种营养素的摄入量。制订 AI 的目的不仅是预防营养素缺乏，而且要减少某些疾病发生的危险性。故 AI 值大于 EAR，也可能高于 RNI。

4）可耐受的最高摄入量（tolerable upper intake level，UL）：指平均每日可以摄入某营养素的最高量，即这个量几乎对所有个体健康都无任何副作用和危险。若摄入量大于 UL 时，可能导致不良后果。健康人体摄入量大于 UL 无明确益处。

1.11 什么是营养状况调查与监测

营养状况是指机体摄入营养素能满足其生理需要的程度。营养状况一般包括机体各种营养相关指标的水平，以及影响营养素摄入与营养素需要之间平衡的各种因素的水平。

营养状况调查是指为了掌握人群或个体的营养状况，运用一定的手段准确了解人群或个体各种营养指标水平，用来判定该人群或个体营养状况的一种方法。

营养状况监测则是指通过搜集分析制约人群或个体营养状况的因素和条件，预测群体或个体在可预见的将来可能发生的动态变化，并及时采取相应措施，引导这种变化向有利于人群或个体健康的方向发展的一种宏观手段。

营养状况调查和监测是社区营养工作的必要手段，其最终目的是根据调查和监测资料的分析，发现和纠正存在的营养问题，并为进一步改善人群或个体的营养状况提供实际的和理论的依据。

外科疾病的营养支持

营养状况调查是一项内容复杂、技术要求高的综合性工作，其各个调查步骤之间的严密配合和协调统一是保障营养状况调查顺利实施的关键。营养状况调查的目的包括以下几个方面：①了解居民膳食摄取情况及其与营养素供给量之间的对比情况；②了解与营养状况有密切关系的居民体质与健康状态；③发现营养不平衡的人群，为进一步营养监测和研究营养政策提供基础资料；④作为某些综合性或专题性科学研究的一部分，如某些地方病、营养相关疾病与营养的关系，研究某些生理常数、营养水平判定指标，复核营养素推荐供给量等。营养调查的内容包括：①膳食调查；②人体营养水平的生化检验；③营养不足或缺乏的临床检查；④人体测量资料分析，并在此基础上对被调查个体进行营养状况的综合判定和对人群营养条件、问题、改进措施进行研究分析。

1.12 怎样进行营养状况调查

对大人群进行营养状况调查时往往需要按照人群特征（如职业、性别、年龄、居住地、经济生活水平、就餐方式等）抽取一定数量的代表性样本进行调查，对个体进行营养调查虽然不需要抽样，但也需了解被调查对象的一般情况（如年龄、性别、职业、经济收入等）。

为了全面、真实地了解被调查人群或个体的营养状况，原则上应在调查年份的每个季节各调查一次，但实际工作中往往比较难以实施，但一般要求至少要在夏秋和冬春进行两次以反映季节特点，而且每次膳食调查原则上应不少于 3 天，其中不应包含节假日，可包含一个周末和两个工作日。在实施营养状况调查之前应进行科学、严密的设计，并与相关部门及调查对象进行有效沟通，取得相关部门与调查对象的合作和支持，另外调查实施前应对执行调查计划的工作人员进行相关的培训。

1.12.1 膳食调查

膳食调查是营养调查工作中的一个基本组成部分，是为了了解在一定时间内调查对象通过膳食所摄取的能量和各种营养素的数量和质量，用来评定正常营养素需要量得到满足的程度的一种方法。膳食调查本身也是衡量人群或个体营养状况的重要依据，单独膳食调查结果就可以成为对所调查的人群或个体改善营养和进行咨询、指导的主要工作依据。常用的膳食调查方法有：①称量法（称重法）：对某人群或个人一日三餐中每餐各种食物的食用量进行称重，计算出每人每天各种营养素的平均摄入量，调查时间为 3～7 天；②查账法：对账目明确的集体用餐单位，可查阅过去一段时间内食物消费总量，并根据同一时期的进餐人数，粗略计算每人每日各种食物的摄取量，再计算出这些食物所供给的能量和营养素数量，调查时间一般为1周到1个月，查账法简便、快速，但不够精确；③询问法（记录法）：是通过询问或记录的方式获取调查对象连续3日（72小时）内的膳食摄取情况，据此进行估计评价的一种方法，此法操作简便，但结果出入较大；④化学分析法：是将调查对象的一日份全部熟食收集齐全，在实验室中进行化学分析，测定其中能量和各种营养素含量的方法，这种方法获得的结果最为精确，但工作量较大，一般调查中很难实施。

1.12.2　人体营养水平鉴定

人体营养水平鉴定是指通过生化、生理等实验手段，对人体内各种营养素及相关指标的实际水平和储备情况进行检测，并与相应的参考标准进行比较，以便较早掌握营养不良的征兆和变化动态，及时采取必要的预防措施进行干预。有时为了研究某些因素对人体营养状态的影响，也对营养水平进行研究测定。我国常用的人体营养水平诊断参考指标及数值见表1-2。

表 1-2　中国居民人体营养水平鉴定生化检验参考指标及临界值

营养素	生化指标	参考值
蛋白质	1. 血清总蛋白	60～80g/L
	2. 血清白蛋白	35～55g/L
	3. 血清球蛋白	20～30g/L
	4. 白蛋白/球蛋白（A/G）	1.5～2.5∶1
	5. 空腹血浆必需氨基酸量/氨基酸总量比值	0.3～0.5
	6. 血液比重	>1.015
	7. 尿羟脯氨酸系数	>2.0～2.5 mmoL/L（血浆），尿肌酐系数
	8. 游离氨基酸	40～60mg/L，65～90mg/L（红细胞）
	9. 每日必要氮损失	男 58mg/kg，女 55mg/kg
脂类	1. 血清总脂	成人 4.0～7.0g/L，儿童 3.0～6.0g/L
	2. 血清总三酰甘油	0.56～1.7mmol/L
	3. α-脂蛋白	23.1%±9.8%（高密度脂蛋白）醋酸纤维素膜电泳法；32.46%±12.0%（高密度脂蛋白琼脂糖凝胶电泳法）预染脂蛋白琼脂糖凝胶电泳法

续表

营养素	生化指标	参考值
	4. β-脂蛋白	50.8%±10.3% 醋酸纤维素膜电泳法；51.69%±9.17% 预染脂蛋白琼脂糖凝胶电泳法
	5. 血清总胆固醇（其中胆固醇酯）	1.1~2.2g/L (70%~75%)
	6. 血清游离脂肪酸	0.2~0.6mmol/L
	7. 血酮体	<0.34~0.68mmol/L
钙、磷、维生素 D	1. 血清钙（其中游离钙）	90~110mg/L (45~55mg/L)
	2. 血清无机磷	儿童 40~60mg/L，成人 30~50mg/L
	3. 血清钙磷乘积	>30
	4. 血清碱性磷酸酶	酶速率法 (37℃)：成人 40~160U/L；儿童 <350U/L
	5. 血浆 25-OH-D_3	20~150nmol/L
	1,25-$(OH)_2$-D_3	38~144pmol/L

续表

营养素	生化指标	参考值
铁	1. 全血血红蛋白浓度	成年男性 120~160g/L，成年女性 110~150g/L，儿童 120~140 g/L，新生儿 170~200g/L
	2. 血清转铁蛋白饱和度	成人>16%，儿童>7%~10%
	3. 血清铁蛋白	男 15~200μg/L，女 12~150μg/L
	4. 血液血细胞比容（HCT 或 PCV）	男 40%~50%，女 37%~48%
	5. 红细胞游离原卟啉	男（360±161）μg/L，女（510±171）μg/L
	6. 血清铁	13~31μmol/L
	7. 平均红细胞体积（MCV）	82~92fl
	8. 平均红细胞血红蛋白量（MCH）	27~31pg
	9. 平均红细胞血红蛋白浓度（MCHC）	320~360g/L
锌	1. 发锌	125~250μg/ml（各地暂用：临界缺乏<110μg/ml，绝对缺乏<70mg/ml）
	2. 血浆锌	800~1100μg/L
	3. 红细胞锌	180.5~272.8μmol/10^{10}个
维生素 A	血清视黄醇	儿童>300μg/L，成人>400μg/L
	血清 β-胡萝卜素	>800μg/L

外科病营的支持

续表

营养素	生化指标		参考值	
	24小时尿	4小时负荷尿	任意一次尿（/g肌酐）	血
维生素 B_1	>100μg	>200μg（5mg 负荷）	>66μg	红细胞转羟乙醛酶活力 TPP 效应<16%
维生素 B_2	>120μg	>800μg（5mg 负荷）	>80μg	全血谷胱甘肽还原酶活力系数≤1.2
烟酸	>1.5mg	3.0~3.9mg（50mg 负荷）	>1.6mg	
维生素 C	114~170μmol	5~13mg（500mg 负荷）	男>9mg；女>15mg	34~114μmol/L（血浆）
叶酸				5~16μg/L（血浆）；≥160 ng/L（红细胞）
其他	尿糖（－）；尿蛋白（－）；尿肌酐：男 7~18mmol/24h，女 5.3~16mmol/24h 尿肌酐系数：男 20~26mg/（24h·kgBW）；女 14~22mg/（24h·kgBW） 全血丙酮酸 4~12.3mg/L			

引自：葛可佑．中国营养科学全书．北京：人民卫生出版社，2004．

1.12.3 营养素不足或缺乏的临床检查

营养素不足或缺乏的临床检查是一种检查营养不良的临床手段。当营养不良发展到一定阶段，机体会表现出相应的症状和体征，通过临床检查所发现的症状和体征可以反映机体的营养状况，并可以根据这些症状和体征进行分析判断，发现相关营养素不足和缺乏的具体情况（表1-3）。

表1-3 常见营养缺乏的体征

部位	体征	缺乏的营养素
全身	消瘦或水肿，发育不良	能量、蛋白质、锌
	贫血	蛋白质、铁、叶酸、维生素 B_{12}、B_6、B_2、C
皮肤	干燥，毛囊角化	维生素A
	毛囊周围出血点	维生素C
	糙皮病皮炎	烟酸
	阴囊炎，脂溢性皮炎	维生素 B_2
	皮下出血	维生素K
头发	稀少，失去光泽	蛋白质，维生素A
眼睛	毕脱斑，角膜干燥，夜盲	维生素A
	角膜边缘充血	维生素 B_2
	睑缘炎、畏光	维生素 B_2、维生素A

部位	体征	缺乏的营养素
唇	口角炎，唇炎	维生素 B_2、烟酸
	口角裂	烟酸、维生素 B_2、维生素 B_{12}
口腔	齿龈炎，齿龈出血，齿龈松肿	维生素 C
	舌炎，舌猩红，舌肉红	维生素 B_2、烟酸
	游走性舌炎（地图舌）	维生素 B_2、烟酸、锌
指甲	舟状甲	铁
骨骼	颅骨软化，方颅，鸡胸，串珠肋，O 形腿，X 形腿	维生素 D
	骨膜下出血	维生素 C
	骨密度下降	维生素 D、钙
神经系统	肌肉无力，四肢末端蚁行感，下肢肌肉疼痛	维生素 B_1
循环系统	水肿	维生素 B_1、蛋白质
	右心室肥大、舒张压下降	维生素 B_1
甲状腺	肿大	碘
其他	肥胖症	各种营养素失调
	高脂血症	
	动脉粥样硬化	
	糖尿病	
	饥饿	

1.12.4　人体测量

人体测量时通过测量人体体格发育的相关指标，并进行相应的分析，用以反映机体的营养状况，由于不同年龄段的生长发育水平不同，所以选用的指标也有所差异（表1-4）。

表1-4　不同年龄人体测量检查项目

年龄（岁）	常用指标	深入调查指标
0～	体重、身高	背高（背卧位所测"坐高"）、头围、胸围、骨盆径、皮褶厚度（肩胛下、三头肌腹部）
1～	体重、身高、皮褶厚度（三头肌）、上臂围	坐高（3岁以下为背高）、头围、胸围、骨盆径、皮褶厚度（肩胛骨下、三头肌腹部）、小腿围、手腕X线（前后方向）
5～20	体重、身高、皮褶厚度（三头肌）	坐高、骨盆径、二肩峰距、皮褶厚度、上臂围、小腿围、手腕X线
20以上	体重、身高、皮褶厚度（三头肌）、上臂围、上臂肌围、小腿围	

体重和身高是人体测量资料中最常用的也是最基础的指标，能比较好地反映人体营养状况的变化。体重一般反映的是一段时间内营养状况的变化，而身高则反映较长时期内的营养状况。常用的判定指标有理想体重（标准体重），应用于成年人，一般以此来衡量实际测量的体重是否在适宜范围内。常用计算公式为：理想体重（kg）＝身高（cm）－100（Broca 公式）；当身高小于 165cm 时用改良的 Broca 公式进行计算：理想体重（kg）＝身高（cm）－105。实际体重在理想体重±10％范围内为正常，±（10％～20％）为超重或瘦弱，±20％为肥胖或极瘦弱。

体质指数（BMI）是目前国际上普遍采用的用以判定体重和身高的一个指标，它的计算方法为：BMI＝体重（kg）／$[$身高（m）$]^2$。对于中国人来说，BMI 正常值为 18.5～23.9。BMI＜18.5 为消瘦，24～27.9 为超重，≥28 为肥胖。

对于儿童则常用身高别体重和年龄别身高来进行衡量，将儿童身高、体重的实际测量值与标准值进行比较，通常按照 Gomez 分类法（国际上普遍应用的对儿童体重、身高评价的方法），即按相当于参考值的百分比（％）来评价，体重和身高＞100％者在该分类法中被认为是"营养良好"（表 1－5）。

表1-5　Gomez分类法判定儿童营养状况与体重、身高的关系

营养状况	体重	身高
营养正常	90％～100％	95％～100％
Ⅰ度营养不良	75％～89％	90％～94％
Ⅱ度营养不良	60％～74％	85％～89％
Ⅲ度营养不良	＜60％	＜85％

上臂围是反映综合营养状况的一个指标，一般量取左上臂自肩峰至鹰嘴连线中点的臂围长，我国1～5岁儿童上臂围13.5cm以上为营养良好，12.5～13.5cm为营养中等，12.5cm以下为营养不良；成年男性平均为27.5cm，女性平均为25.8cm，如果测量值大于上述平均值（标准值）的90％为营养正常，80％～90％为轻度营养不良，60％～80％为中度营养不良，60％以下则为重度营养不良。

而皮褶厚度主要表示皮下脂肪厚度，WHO（世界卫生组织），推荐选用肩胛下、三头肌和脐旁三个测量点，瘦、中等和肥胖的界限，男性分别为＜10mm、10～40mm和＞40mm；女性分别为＜20mm、20～50mm和＞50mm。

上臂肌围则是通过上臂围和皮褶厚度计算出的上臂肌肉的围度，可以反映肌肉蛋白质消耗以及体内蛋白质的贮存情况，与人血白蛋白含量密切相关，也可作为营养状况变化的监测指标。上臂肌围（cm）＝上臂围（cm）－3.14×三头肌皮褶厚度（cm），参考值

为男性 25.3cm，女性 23.2cm，如果测量值大于标准值的 90％ 为营养正常，80％～90％ 为轻度营养不良（轻度肌蛋白消耗），60％～80％ 为中度营养不良（中度肌蛋白消耗），60％ 以下则为重度营养不良（重度肌蛋白消耗）。

营养支持相关知识

2.1　什么是健康

　　健康是医学中的一个重要的概念，WHO 在 1946 年曾经将健康定义为：健康不仅是没有疾病或病痛，而且是一种生理上、心理上以及社会上的完全良好状态。然而，这一定义在此后的几十年中受到了很多争议，很多学者指出这是一个理想化、绝对化的定义，在现实中没有人能够达到这种完全健康的状态。而且随着医学科学的深入发展，人们逐渐从分子水平、个体水平和社会水平上对疾病形成了新的认识，这一关于健康的定义也需要进一步完善。但是迄今为止，医学界关于健康的定义尚未形成普遍的共识。综合近些年来的观点，姑且可以把健康理解为：健康不仅是指没有疾病和病痛的存在，而且是一种在生理上、心理上和社会上的完美的发展状态，也是机体内不同部分、不同器官之间协调生长、发育和适应的一种完整状态。

　　1992 年 WHO 在加拿大维多利亚召开的国际心脏健康会议上发表的《维多利亚宣言》中指出了健康的

四大基石，即合理膳食、适量运动、戒烟限酒、心理平衡。由此可见合理的营养膳食是保证健康的基础。人类几千年来的生活经验也告诉我们，营养不良，会导致许多疾病；同时营养过剩也在不同程度地威胁着人类的健康。

2.2　什么是疾病

俗话说"人吃五谷杂粮，焉能不生病？"，因此，疾病是自古以来就有的一种现象。然而，由于人体是一个非常复杂的生物体，至今关于人体的奥秘尚未完全阐明，所以迄今医学界尚没有关于疾病的统一定义。根据目前的认识，一般认为疾病是指机体在内、外环境致病因素的作用下，造成体内稳态失衡，进而发生内环境紊乱和生命活动障碍的一种状态。同时，机体在疾病发生和发展的过程中会表现出一系列的防御性反应，导致机体功能、代谢和形态结构等出现病理性改变，进而使机体各组织器官之间以及机体与外界环境之间的协调关系发生障碍，最终表现出各种不同的症状、体征以及社会行为异常。

2.3　什么是应激状态

应激是指导致机体功能失调并进而影响内环境稳定的因素（如创伤、手术、感染、休克、精神紧张等）

对人体施加压力，而使人体产生抵抗的一种状态。应激是一个复杂的生物过程，涉及复杂的神经反射和神经内分泌活动。适当的应激反应可能使人的活动变得积极，思想变得清晰明确，应激反应过度则可能妨碍和干扰人的生理活动，导致焦虑不安、情绪低落、愤怒、激动、病情加重等。应激因素的产生可能是机械作用、物理损害、化学变化、感情事件作用的结果。而机体对这些因素的反应取决于它们的强度（严重程度）、持续时间（持续时间越长越严重）、患者的营养状况（营养不良者情况较差）、相关疾病（可升高发病率和死亡率，如糖尿病、心脏病、肺部疾病、免疫系统疾病等）。

炎症反应则是机体处于应激状态下用以维持内环境稳定的重要机制之一，多数情况下局部的炎症反应可以帮助机体创伤部位良好恢复，但是如果炎症反应持续存在，并且在原发损伤的部位被激发，则会演变为全身炎症反应综合征，进而可能导致全身多器官功能障碍综合征，危及生命。

2.4 疾病应激状态下机体发生了哪些代谢改变

早在 20 世纪 40 年代初，David 就首先对创伤引起的应激状态下的代谢改变进行了描述，并将其分为代谢抑制和代谢亢进两个阶段。实际上，这些代谢改变可以被看成是机体对外界刺激的生理反应，或者是对外界不良刺激的一种防御和逃避行为。机体作出这些反应的目的是维持内环境的稳定，进而防止失血过多、提高组织血流灌注、输送更多的营养物质、清除更多的代谢废物、清除坏死组织以及启动伤口愈合进程等。

代谢抑制一般出现在应激初期，可持续 12～24 小时，由于机体组织血流灌注不足和代谢活动降低，可能引发休克，此时期机体会促进儿茶酚胺和去甲肾上腺素释放，从而促进心脏收缩，提高心率，改善心脏功能，并加强血管收缩，促进静脉回流，使血压恢复，同时儿茶酚胺还可以促进肝糖原分解，使血糖升高。

当心输出量升高后，便意味着进入代谢亢进阶段。这一阶段的持续时间取决于损伤的严重程度、感染状况及是否存在并发症等，一般开始于损伤后第 3 天，于第 7～10 天逐渐消退。这一阶段机体胰岛素分泌增加，但由于儿茶酚胺、胰高血糖素以及糖皮质激素分泌也相应增高，所以存在激素水平失衡的情况，胰岛素不能充分发挥作用而引起胰岛素抵抗，糖利用减少，血糖水平升高。此时，机体会增加肌肉和脂肪组织中的蛋白质和脂肪动员，以提供能量或合成新的蛋白质，促进修复组织损伤。这一阶段的代谢特点表现为分解代谢大于合成代谢，机体处于负氮平衡，蛋白质丢失，脂肪储备下降。

应激状态下，机体内分泌功能也有相应改变，表现为肾上腺皮质激素升高，甲状腺激素 T_3 下降，T_4 和促甲状腺激素短暂升高，生长激素升高，催乳素升高等。

由于疾病应激本身及肠道内营养物质的缺乏，可导致肠黏膜萎缩，进而影响营养物质的消化吸收，加重营养不良和代谢紊乱的发生。

总之，当患者处于创伤、感染、肿瘤、缺血缺氧、高热等应激状态时，由于机体处于高代谢状态，可迅速引起营养不良和代谢障碍，远比因饥饿造成的营养不良严重，主要表现为：①高能量代谢，能量消耗与需求增加；②高分解代谢，脂肪分解加速和净蛋白分解；③糖耐受力降低，易出现伴有胰岛素抵抗的高血糖症。由此造成的潜在危害涉及多个方面，如：①加重器官、组织水肿及病理损害；②延迟伤口愈合；③抗体产生抑制，免疫功能降低，感染发生率增加，抗生素药物疗效降低；④长期蛋白质缺乏，将严重影响肺功能及通气；⑤血浆蛋白、各种酶类的消耗及合成障碍，将影响全身各脏器的功能及机体内环境的稳定。

外科疾病的营养支持

表 2 - 1　每日氮损失和蛋白质及能量消耗

疾病	氮(g)	蛋白质(g)	能量(kcal)
常规患者(损伤但未发烧)	7～12	45～75	1500～2000
手术后(无并发症)	12～20	75～125	2000～3000
高分解代谢(合并严重烧伤)	16～48	100～300	3500～5000

注：1kcal＝4184J

2.5　营养与疾病有何关系

众所周知，人体的营养状况与疾病的发生、发展、治疗以及康复密切相关。临床治疗的全程中，对患者营养状态的认识、维持、改善均应放在非常重要的位置。首先，患者营养状况的好坏与其疾病的治疗效果和最后的转归密切相关。据资料分析，死亡病例中约三分之一的患者，其最后的死因是营养不良，而并非疾病本身。如果患者在一个月内体重急剧减轻20％以上，那么不管原发病为何，都会因营养衰竭而死亡。其次，在临床上，当患者存在明显的营养不良时，应用药物治疗或手术治疗的效果往往非常差，术后并发症的发生率及手术死亡率都很高。临床上，营养素补充不但可以改善患者机体营养状况，纠正营养不良，调节机体生理功能，加速机体康复的过程，还可以起到辅助疾病诊断治疗的作用。因此，评估患者的营养状况、对其营养不良进行处理、通过适当的营养配方治疗和促进患者康复等是临床诊治过程中必须考虑和掌握的重要方面。

2.6 临床营养支持的现状

大部分医院临床营养支持为分散管理，肠外营养支持由临床医师自行决定，肠内营养支持一部分由临床医师直接给予商品化肠内营养制剂，一部分请营养科会诊后给予肠内营养制剂。这样的模式对患者而言，营养支持缺乏统一性和连贯性，而且也很难做到真正个性化、功能化的营养支持。

2.7 什么是营养支持

营养支持，也称为营养支持治疗或营养治疗，是指在临床疾病治疗过程中，因疾病影响或治疗要求，患者减少或不能经口正常摄取食物时，通过口服、消化道置管或静脉将特殊制备的营养物质送入体内，以满足机体营养需要的治疗方法。一般意义上，也可以理解为根据患者对各种营养素的需要和其身体状况采取相应的措施来满足其营养需要，并对其机体代谢进行相应调节。

值得注意的是，营养支持并不仅仅是单纯地提供营养素，而更重要的是使机体细胞获得所需要的营养底物，进行正常或接近正常的代谢，进而恢复或改善

外科疾病的营养支持

组织、器官的结构和功能，达到促进患者康复的目的。具体来说，对临床患者进行营养支持的主要目标是：①改善心理和生理功能；②使分解代谢的不利效应降至最低；③防止饥饿所致的体重下降和死亡；④恢复正常机体组分；⑤加速重建；⑥缩短住院天数；⑦改善生活质量。

临床营养支持一般分为经肠内（经口途径和管饲途径）营养支持和经肠外（浅静脉途径和深静脉途径）营养支持两种方式。

2.7.1　外科疾病的营养支持

营养与外科疾病的关系非常密切，对手术前后的外科患者更为重要。在外科患者中，疾病本身和相关的诊断、处理手段（禁食、肠道准备、胃肠减压等）都会影响患者的营养状况，导致体内蛋白质等营养摄入不足或消化吸收障碍。而在手术后，由于禁食和创伤引起的代谢变化，往往会进一步影响患者的营养状况。因此，外科患者一般都存在不同程度的营养素问题。通常，营养状况良好的患者，在受到较轻外伤或普通手术后，由于具有较充分的营养素贮备，治疗能够较顺利地进行，通过病因治疗、补充液体与电解质以及在较短时间内恢复进食等措施，可以较快地恢复，营养状况也能逐渐改善，不需要特殊的营养支持。但营养素缺乏，特别是长期营养状况较差的患者，在受到诸如严重创伤、休克及手术等损伤时，常会因抵抗力下降而引起感染、创伤愈合延迟等并发症，导致在较长的一段时间内不能很好地进食，此时营养支持就显得非常重要了。

外科手术本身也是一种创伤，可引起内分泌和代谢过程的改变，这些改变虽有利于机体对创伤的耐受，但同样也会导致体内营养物质的高度消耗。因此，如何让患者在手术前具有足够的营养素贮备，增加其对手术和麻醉的耐受力，是外科营养支持的重要课题。手术后也将有短期高度营养素消耗，及时补充营养素，使患者机体尽快获得正氮平衡，减少感染和并发症，促进伤口迅速愈合，机体早日康复，是外科营养支持的又一重要课题。当遇到手术、创伤和感染时，患者常伴有消化系统结构或功能障碍，导致患者不能正常进食和摄取足够的营养素，同时由于发热、大量体液或渗出液的丢失，引起机体对能量及蛋白质等营养素需要增加；此时患者若长期得不到合理的营养素供应，则可发生严重营养不良，不但影响临床治疗的效果，甚至危及生命。因此，外科营养支持治疗的目的是改善营养状况，促进疾病痊愈，减少手术后并发症、死亡率，减少住院时间，降低住院费用，提高患者的生活质量。

外科疾病的营养支持

2.8 什么是家庭营养支持

　　家庭营养支持是在专业营养小组的指导下，在家庭内进行的营养支持，是指通过肠内和/或肠外营养方式，让某些需要长期或较长期依赖营养支持的特殊患者在家中实施营养支持，来维持和改善患者的营养状况，提高其生活质量，同时还可以明显节省医疗费用。与通常医院内的营养支持虽然在原则上大体相同，但也有些不一样。家庭肠内/外营养支持一般也是由专业营养支持小组评价患者营养状况，制订调整的营养治疗计划，同时跟踪随访监测，给予相应的营养制剂，由家庭成员参与，鼓励部门支持，社会配合，团体协作。

　　对于短肠综合征和癌症患者来说，家庭营养支持是一种很好的选择，此外，部分肠道疾病患者也适宜接受家庭营养支持。短肠综合征，特别是残留小肠长度不足 60 厘米的患者，小肠的代偿需要相当长的时间，少则数月、一年，多则数年甚至更长。对于癌症患者来说，家庭营养支持虽不能明显延长癌症患者的寿命，却能明显提高其生活质量。肠道炎性疾病患者的消化功能差，往往因梗阻或肠瘘而无法进食，肠外营养成为补充营养素、使肠道休息的最佳措施，家庭营养支持对于这类患者营养状态的改善和生活质量的提高具有较好的效果。此外，放射性肠炎患者的肠黏膜受到明显损害，肠道蠕动功能也明显减弱，以致消化、吸收能力下降，家庭营养支持能使这些患者在相当长的失代偿期内获得足够的营养素。丧失吞咽功能者、其他原因致肠梗阻者等也适合接受家庭营养支持。

目前，在欧美国家中家庭营养支持已经非常普遍。但在我国，由于家庭营养支持工作起步较晚，营养支持知识普及还不够，患者和家属的培训还较困难，随访和监测体制也不很健全。同时，由于幅员辽阔，各地经济发展不平衡，医疗水平差别较大，限制了家庭营养支持在我国的普及。但随着我国经济持续增长，医疗水平日益增高，医疗保险体制改革深入以及我国社会年龄结构的老龄化趋势，将有越来越多的患者接受家庭营养支持。

2.9　为什么要对患者进行营养支持

在疾病的治疗过程中，患者的营养状况将会直接影响疾病的恢复过程和转归，营养不良会降低患者机体的抵抗力，使患者的手术和麻醉耐受能力减弱，增加并发症的发生率和疾病病死率，延长患者的住院时间，最终导致医疗成本和费用的提高。同时，营养不良本身可能还是导致患者发生疾病的部分或者主要原因。

如前所述，由于疾病应激状态的代谢改变会对机

外科疾病的营养支持

体产生严重的危害，所以采用合理的营养支持手段，对临床疾病患者，尤其是各种危重症患者进行营养支持治疗尤其重要，也是一种必不可少的治疗措施。营养支持不仅能够增加患者的能量和氮摄入量，促进蛋白质合成，纠正负氮平衡，而且可以促进免疫系统功能的恢复，降低感染率，促进器官系统功能恢复，降低死亡率和致残率，提高患者的生存质量。

因此，对患者进行营养支持治疗对于改善患者的预后有重要的意义，营养支持治疗一般可以在以下几个方面发挥重要作用：

（1）调整供给：避免由饥饿所造成的损害，根据疾病需要调整能量及某种营养素供给，补充或减少某种营养素以辅助治疗；

（2）减轻负荷：减轻体内某些脏器的负荷，有助于疾病的治疗；

（3）调整代谢：纠正由疾病或治疗所造成的营养、代谢障碍；

（4）促进利用：注意食物选择及烹调方法，使得饭菜细软，有利于消化、吸收；

（5）补充消耗：尽量减少由于分解代谢所造成的机体组织蛋白质等的分解，促进合成代谢并增加体重；

（6）辅助诊断治疗：加速机体康复，缩短住院时间，提高患者的生活质量。

当然，在临床实践中，营养支持的目的并非固定不变，常因患者的疾病种类和病程长短而异。对单纯处于消耗状态的患者，营养支持是最基本的治疗方案，对于这样非创伤的患者，合理应用营养支持能增加患者的蛋白质合成。因为在长期饥饿状态下，蛋白质的分解已经最大限度地受到限制，此时的营养支持可提高合成代谢，使体内蛋白质和体重均增加。临床上此类患者的营养支持目的易于达到，营养支持的效果也较为理想。但是对于大部分患病或创伤者，营养支持的目标是降低其蛋白质分解，最大限度地促进其蛋白质的合成，而非完全抑制或逆转蛋白质的分解。因为此类患者常处于高代谢状态，尤其是高分解代谢，在疾病尚未得到控制前还无法实现实际上的瘦体组织增加与正氮平衡。

自从哈维发现血液循环以来，通过静脉输液已经成为重要的治疗途径。随着对各种营养素及其作用机制的深入研究、生物医学工程的日益进步，输液内容也日益丰富，逐渐形成了全胃肠外营养支持系统。目前，随着对疾病和代谢研究的深入，原有静脉高营养的概念已转变为营养支持、代谢支持和代谢调理，并已进入营养免疫、营养药理学阶段。

2.10 什么样的患者需要进行营养支持

患者如果存在以下情况，则认为其存在营养风险，

外科疾病的营养支持

需要进行营养支持：①具有潜在或已经实际发生营养不良的可能（6 个月内体重变化大于 10%，1 个月内体重变化大于 5%，体重较通常体重降低 20%），发生慢性疾病或代谢需求增加；②饮食或饮食规律改变（肠外或肠内营养支持史，近期有手术史，发生过疾病或创伤）；营养素摄入不足超过 7 天以上。

2.11 如何对患者进行营养支持

营养支持作为临床诊治过程的重要部分，一般需要在医院中进行。营养支持治疗一般包括四个步骤，即患者营养筛查和营养状况的评估、营养支持计划的制订、营养支持的实施、营养支持效果的评价。

对患者进行营养状况评估，就是通过一系列方法对患者的膳食摄入状况、营养相关的生化指标、人体测量资料及临床检查结果等信息进行综合的分析评价，找出患者存在的营养问题，为进一步制订有针对性的营养支持计划提供依据。通过适当的评价手段可以早期发现营养缺乏，以便及时采取营养措施来改善患者的膳食摄入情况，进而避免更为严重的机体损害。因此，在医疗机构中对患者进行营养状况评估应作为常规项目进行。患者营养状况评估的基本内容和手段与前文所述的营养状况调查方法（1.12 部分）基本类似，但具体实施过程略有不同。当患者进入医院后，可选用适当的营养筛查方法了解患者的相关信息，并对所获得的信息进行综合评价，这一评价结果通常用做制订患者营养支持治疗计划的依据。一个完整、有质量的营养状况评估会使进一步的营养支持计划、营养教育计划或营养咨询更加完善和有效。

2.11.1　营养风险筛查

营养风险筛查是识别营养不良和/或营养风险患者，确定是否需要进行进一步详细营养评估的过程。通常是指通过采取适当的方法和手段找出患者营养不良的危险因素，以便确定营养咨询和评价的实施步骤。动态的营养筛查可以帮助医生调整治疗方案，最终会影响患者的营养状况。患者不论是住院、在家休养，还是在康复机构中接受护理，都需要进行营养筛查。营养筛查一般包括以下内容：

（1）初步筛查：指对患者和其他重点对象进行初始筛查，应包括：①筛查对象摄取食物的能力；②对食物耐受与否；③既往饮食史和饮食变化情况；④体重史；⑤是否饮酒；⑥用药史；⑦可能的食物与药物间的相互作用。

（2）回顾既往病史：找出过去及现在可能改变患者营养状况的疾病，例如很多呼吸系统、循环系统、消化系统或其他系统的疾病可导致患者对某些营养素需要量的改变，在这一过程中还要注意可能影响机体食物摄取、消化、吸收、排泄的一些因素。

（3）营养状况的客观指标：包括近期体重变化的情况、实验室检查的结果、体格检查的结果等。

（4）可能影响营养状况的治疗手段：如药物与营养素间的相互作用、放疗、化疗、透析、外科手术等。

（5）患者目前采取的饮食类型：禁食日数、口服营养素补充剂、肠内管饲、肠外营养支持等。

（6）危险因素的确定：由营养筛查结果确定营养不良的危险，筛查出的存在营养不良危险的患者需进一步进行营养状况评估，否则，应根据具体情况进行定期复查。

2.11.2 营养状况评估

营养状况评估是指结合医疗、营养和用药史，运用物理检查、人体测量、实验室检查等手段确定患者的营养状态。正规的营养评价资料可以为制订营养支持计划提供所需要的全部信息。疾病严重程度和营养不良的关系密不可分，营养评价的指标同时也反映疾病的严重程度。营养不良是营养摄入变化与疾病相结合的结果。营养状况评估的目的是当营养筛查表明患者存在营养风险，需要全面营养咨询时，对患者的营养状况所进行的调查和分析。营养状况评估有助于为患者确定最为安全、方便、经济的营养支持计划和方案，同时也有助于将存在营养问题的患者调理至营养最佳状态。

（1）对患者及其他重点对象的总体回顾：①持续或阶段性地影响摄食的机体因素；②发现食物耐受与否，如食欲变化、胃肠道症状、食物过敏等；③既往饮食史，包括营养素补充剂的应用和以前使用过的肠内、肠外营养支持手段；④通过了解饮食史进行营养素摄入情况评价；⑤体重变化情况。

（2）患者治疗情况回顾：疾病诊断存在的问题（营养支持的指征、需调整营养素摄入的特殊疾病、需肠内营养支持的指征）。如是否有胃肠道代谢性功能障碍；是否有代谢率增高，导致对营养素需求量的增加超出了常规经口进食所能提供的水平；是否有呼吸衰竭；是否有精神疾病；是否厌食；是否有神经系统疾病；是否有肺病、心脏病、恶病质等。

（3）经口进食或肠内营养禁忌证回顾：顽固性呕吐；上消化道出血；上消化道高流量瘘；严重顽固性腹泻；肠梗阻；其他相关的实验室资料。

（4）综合评价：①各系统功能评价：心、肺、肾、肝、胃肠道、内分泌等；②肠内营养的风险评价：误吸、脱水、腹泻等；③人体测量评价：入院时体重、通常体重、适宜体重、理想体重、身高、皮褶厚度、上臂肌围、体质指数（BMI）等；④体质评价：恶病质/肌肉萎缩、肥胖、水肿、脱水、腹水、皮肤损伤或压痛、维生素或矿物质缺乏体征、氮平衡实验等；

⑤实验室检查指标，如白蛋白、转铁蛋白、肌酐、免疫功能检测（淋巴细胞总数、超敏反应实验）等。由于常用的营养状况评价指标（表2-2）均有一定的局限性，例如有些指标半衰期较长，不能及时反映患者的营养状况；有些指标参考值范围较大，精确性受到限制等。因此，在临床实践中往往需要同时检测多项指标，并结合全身状况进行综合分析，才能比较准确地判断患者的营养状况优劣。

2.11.3　营养支持计划的制订

根据营养状况评估的结果制订正规的有关患者营养支持目标和实施方法计划的过程。在制订营养支持计划时要综合考虑患者的营养状况、疾病特征、治疗方案以及其他的可能影响因素。营养支持计划的目的是确保营养支持安全、有效地进行。一般情况下，营养支持计划应当包括营养支持目标、途径、预计时间、监测指标、对相关人员培训和指导的目标及方法等，需要考虑下列问题：

（1）营养支持的目标——治疗前准备、治疗后恢复？

（2）营养支持的途径——经口、管饲还是肠外方式？

（3）营养支持给予的部位——胃、空肠？

（4）营养支持的时间——早期营养支持、晚期营养支持？预计持续时间？

表2-2 常用的营养评价指标及参考标准

参数	正常值范围	轻度营养不良	中度营养不良	重度营养不良
体重	>90%	80%~90%	60%~80%	<60%
上臂肌围	>90%	80%~90%	60%~80%	<60%
肱三头肌皮褶厚度	>90%	80%~90%	60%~80%	<60%
体质指数（BMI）	18.5~24	17~18.4	16~16.9	<16
肌酐/身高指数	>1	0.6~0.8	0.4~0.59	<0.4
白蛋白（g/L）	35~45	30~35	25~30	<25
前白蛋白（mg/L）	150~300	100~150	50~100	<50
转铁蛋白（g/L）	2.5~3.0	1.5~2.0	1.0~1.5	<1.0
氮平衡（g/d）	±1	$-5\sim-10$	$-10\sim-15$	<-15
淋巴细胞总数	>1700	1200~1700	800~1200	<800
皮肤识发性超敏反应	硬结直径>5mm	硬结直径<5mm	无应答	无应答

（5）营养支持膳食或制剂的配方——包含多少能量？蛋白质、脂肪、糖的比例？

（6）营养支持的类型——标准型、加强型？

（7）营养支持的监测——检测指标的选择、监测的频率等；

（8）营养支持实施人员的培训——目的、方法等。

2.11.4　营养支持的实施

2.11.4.1　临床营养支持方式的选择

当患者因疾病原因出现或可能出现不同程度的营养不良时，均需积极进行营养治疗，但由于患者疾病性质、营养状况及体质各不相同，因此，对于不同患者应该采取不同的营养支持方法。一般应针对不同患者的营养状况评估的结果、肠道的耐受性等因素选择合适的营养支持方式，并且在实施过程中根据营养支持监测的结果进行相应的调整和完善，图 2-1 列出了对患者进行营养支持方式选择的一般原则。

2.11.4.2　医院膳食

采用医院膳食的目的是为了尽可能补充患者由于疾病或治疗措施导致的营养缺乏，减少患者的进食痛苦，促进患者身体的康复。医院的膳食种类很多，通常可分三大类，即基本膳食、治疗膳食和试验膳食。在临床实践中应根据患者的病情进行合理的选择。

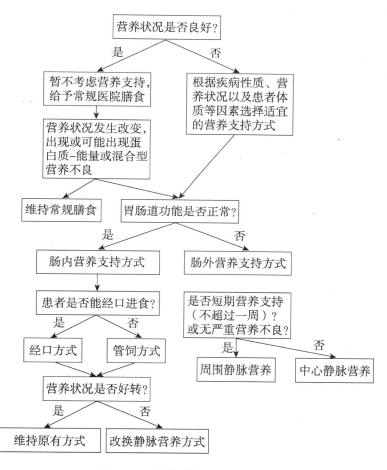

图 2-1 营养支持选择的步骤

1. 基本膳食

基本膳食包括普通膳食、软质膳食、半流质膳食、流质膳食、管饲流质膳食和清流质膳食等（表 2-3）。

表 2 - 3　医院基本膳食的适用和配制原则

膳食种类	适用对象	配制原则	使用方法
普通膳食	病情较轻、无发热、消化道功能正常、无特殊膳食要求以及不必限制饮食的患者；疾病恢复期患者	平衡膳食，与正常人饮食相同；易消化，避免应用强烈辛辣刺激性食物和易胀气食物；少用油炸食品及其他不易消化食品；烹调方式多样化，注意色、香、味，以促进食欲	每日三餐，每日总能量控制在 9.2～10.88MJ（2200～2600kcal）；蛋白质占总能量的12%～14%，约70～90g；脂肪供能比不超过30%，约60～70g；碳水化合物占总能量的55%～65%，约400～450g；三餐能量分配比以早餐25%～30%、午餐40%、晚餐30%～35%为宜
软质膳食	有轻微发热、消化不良、肠道疾病（如痢疾、急性肠炎等）及术后恢复期患者；口腔疾病及咀嚼功能受限制的老年患者和3～4岁患儿	平衡膳食，食物软烂易消化，便于咀嚼；烹调时注意切碎、炖烂、煮软，不用油炸食物，少用含粗纤维的蔬菜和强烈辛辣的调味品；多用蔬菜或水果汁，以补充维生素和矿物质	与普通膳食相同

续表

膳食种类	适用对象	配制原则	使用方法
半流质膳食	发热较高，身体虚弱，有较为严重的消化道疾患，口腔疾病，手术后咀嚼吞咽困难，和消化不良等患者；刚分娩后的产妇等	比软质膳食更加细软，易咀嚼吞咽，易消化，含纤维素少而且营养素含量丰富，呈半流质状态的食物（粥、馄饨、汤面、鸡蛋羹、馄饨等）；少用或完全不用强烈辛辣调味品（辣椒、胡椒面等）；多用蔬菜或水果汁，以补充维生素和矿物质	少食多餐，每日5～6次，每日总能量6.276～8.368MJ(1500～2000kcal)；蛋白质应达到正常需要量；如果有消化道出血的患者应采用少渣半流质膳食
流质膳食	病情严重，高热，咀嚼吞咽困难，急性消化道炎症，口咽部术后或大手术后的患者；危重患者等	液体食物（乳类、豆浆、米汤、肉汤、蔬菜或水果汁等）；腹部术及痢疾患者避免奶类、豆浆及含糖高的食物，以免引发胀气；喉部术（如扁桃体摘除）术后患者应给予冷流质饮食，并应禁用过酸和过咸的饮食，以避免刺激伤口疼痛	每日6～7次，每间隔2～3小时一次，每次约200～300ml，每日总能量在5.02～5.86MJ（1200～1400kcal）；此类膳食所含能量及营养素均不足，因此只能短期使用

续表

膳食种类	适用对象	配制原则	使用方法
管饲流质膳食	病情严重、昏迷患者；胃肠道手术后不能经口进食的患者；喉部外伤、急性咽喉梗阻患者；食道挛窄、烧伤或化学制剂等造成的食道损伤患者；精神病拒食患者等	管饲混合奶（能量按照医生要求、各种营养素力求充足、尽量平衡），质地细腻、均匀，无颗粒、无沉渣，应即配即食，保存于冰箱中，不能高温加热，当日配制的混合奶应当日用完	每日5～6次，每次200～300ml，总能量6.27～8.36MJ（1500～2000kcal），每次管饲饲后，应以温开水冲洗胃管，以免堵塞，滴入温度为为38℃，每天应另加蔬菜或水果汁约200ml
清流流质膳食	腹部手术后初期（如阑尾术、胃肠道手术，妇产科腹部手术等）患者	膳食配制时禁止使用牛奶、豆浆和含糖高的食物，以避免腹部胀气；无渣、无凝块、去油的鸡汤、瘦肉汤，可选用米汤、蔬菜汁或水果汁等	每天供给6～8次，此类膳食所含能量及营养素很低，不宜长期使用

2. 治疗膳食

根据不同疾病的营养需求和限制要求配制的具有一定治疗作用的特殊膳食，主要包括高能量膳食、低能量膳食、高蛋白膳食、低蛋白膳食、低脂肪膳食、低盐膳食、无盐低钠膳食、高纤维膳食、低纤维膳食、低胆固醇膳食等（表 2-4）。

表 2-4 医院常用治疗膳食的适用对象和配制原则

膳食种类	适用对象	配制原则
高能量膳食	各种因素导致机体能量消耗量增加的患者（如体重不足、甲状腺功能亢进、结核病、高热、严重烧伤、创伤、癌症、产妇、肝炎、胆道疾患等）	尽可能增加主食及菜量，膳食中应有足够的糖、蛋白质，适量的脂肪，同时也需增加矿物质和维生素的供给；在基本饮食的基础上加餐两次，如普食者三餐之间可加牛奶、甜点等；半流质或流质饮食者，可加浓缩食品如奶油、巧克力等。每日供给总能量 12.552MJ（3000kcal）左右

膳食种类	适用对象	配制原则
低能量膳食	需要减轻体重的患者或者为了控制病情需减少机体代谢负担的患者（如单纯性肥胖症、糖尿病等）	供给足够必需营养素的同时适当地逐步减少能量供给，目的在于分解体内过多的脂肪；膳食总能量每日3.35～6.3MJ（800～1500 kcal）；蛋白质应较正常需要量稍高，不少于每日每千克体重1 g；糖不应低于全日膳食总能量的二分之一，一般为每日100～200 g；限制脂肪的摄入，主要是减少动物脂肪与饱和脂肪酸含量高的油脂；应用这种膳食时要低钠，以免体重减轻而发生水钠滞留，对降低血压及减少食欲也有利；维生素和矿物质要充足；尽量满足患者的食欲，而使其不感觉过于饥饿，可采用蔬菜和含糖低的水果等。

膳食种类	适用对象	配制原则
高蛋白膳食	慢性消耗性疾病（如肝、肾结核等）、严重贫血、烧伤、肾病综合征、手术前后及癌症晚期等患者；蛋白质营养不良患者	在基本饮食基础上增加含蛋白质丰富的食物，如肉类、鱼类、蛋类、乳类、豆类等，蛋白质供应每日每千克体重2g，但总量不超过120g；可在正餐中加一全荤菜；糖宜适当增加，以保证蛋白质的充分利用，每日糖摄入量400～500g；高蛋白质膳食会增加尿钙的排出，长期摄入此类膳食，易出现负钙平衡，故应增加钙的供给量；总能量10.46～12.552MJ（2500～3000kcal）
低蛋白膳食	限制蛋白质摄入的患者，如急性肾炎、尿毒症、肝性昏迷和肝、肾衰竭等患者	应多补充蔬菜和含糖高的食物，维持正常热量。每日饮食中的蛋白质摄入量不超过30～40g（成人）；在蛋白质定量范围内尽量选用优质蛋白质；供给充足的蔬菜和水果；采用淀粉替代一部分主食以减少植物性蛋白质的来源。

膳食种类	适用对象	配制原则
低脂肪膳食	肝胆疾病、胰腺疾病、高脂血症、动脉硬化、肥胖症及腹泻等患者	少用油，禁用肥肉、猪油及含脂肪高的点心，烹饪方法多采用蒸、煮、烩；高脂血症及动脉硬化患者不必限制植物油（椰子油除外）；每日膳食中脂肪摄入量不超过40g
低盐膳食	心脏病、肾病（急性、慢性肾炎）、肝硬化（有腹水）、重度高血压但水肿较轻及先兆子痫等疾病患者	每日可用食盐不超过2g（含钠0.8g），但不包括食物中天然存在的钠；禁食一切用盐腌制的食品，如咸蛋、腊肠、咸肉、酱菜等；为调剂口味，可用糖、醋烹饪
无盐低钠膳食	心脏病、肾病（急性、慢性肾炎）、肝硬化（有腹水）、重度高血压但水肿较重及先兆子痫等疾病患者	除食物内天然含钠量外，不放食盐烹调；还须控制摄入食物中天然存在的含钠量（每天控制在0.5g以下）；禁用碱制食品、含钠高的食物和药物（如发酵粉、汽水和碳酸氢钠药物等）

膳食种类	适用对象	配制原则
高纤维膳食	无蠕动力便秘、肥胖症、高脂血症、糖尿病、冠心病等患者	选择含纤维多的食物（如芹菜、黄豆芽、韭菜、新鲜水果、粗粮等）；清晨饮水可促进肠道蠕动；蜂蜜、果酱、豆类等产气食物能刺激肠道蠕动
低纤维膳食（少渣膳食）	伤寒、腹泻、痢疾、胃肠手术前后等患者	吃含纤维少的食物，且少油，忌纤维多的蔬菜、水果，应吃菜泥、果汁等，忌油炸食物
低饱和脂肪低胆固醇膳食	高脂蛋白血症、动脉粥样硬化、高胆固醇血症、冠心病、高血压等患者	成人每日膳食中胆固醇含量在300mg以下，牛奶、鸡蛋、瘦肉等可少量选用，动物内脏、蛋黄及鱼子等尽量少用，不用饱和脂肪（肥肉和动物油等）
要素膳食（要素膳）	高代谢状态的患者，如：①营养不良，长期慢性消耗性疾病或严重分解代谢患者，如肿瘤患者等；②消化功能	不需消化或轻微水解即可在小肠上段吸收的无渣膳食，通常状态为干粉状。应用时加水稀释即可，供口服或管饲的方法使用。要素膳配方是以人体对营养物质的需要量或每日推荐量为依据，采

膳食种类	适用对象	配制原则
	不良，即使失去消化功能，但只要有部分吸收功能即可应用；③炎性肠道疾病，如溃疡性结肠炎、Crohn病等；④消化道瘘；⑤急、慢性胰腺炎；⑥短肠综合征；⑦创伤及围术期患者，如严重灼伤、多发性创伤和胃肠道手术前的肠道准备及手术后支持；⑧脏器代谢功能障碍，如肝衰竭和肾衰竭患者；⑨特殊氨基酸代谢异常，如先天性苯丙酮尿症患者	用已经水解的蛋白质、糖、脂肪和微量营养素配制而成。①氮源：可从酪蛋白、乳清蛋白或卵蛋白、大豆蛋白和鱼蛋白等水解得到，也可是结晶氨基酸。②糖：为淀粉及其水解物形式的多聚物、低聚物或寡多糖、蔗糖、果糖、葡萄糖等。③脂肪：来源于植物油，如大豆油、花生油、玉米油、葵花籽油等。④维生素和矿物质：各种要素膳配方都含有充足的水溶性和脂溶性维生素、微量元素和矿物质。当每天摄入能量达到 6270～8360kJ（1.50～2.00kcal）时，基本可获得每日推荐量的维生素和矿物质。要素膳食可口服、经鼻饲管胃内滴注、空肠造瘘置管滴注。口服温度 37℃左右，每小时 50ml，逐渐增至 100ml；鼻饲及空肠造瘘温度以 41～42℃为宜，每小时由 50 ml 增加到 120ml，最快不宜超过 150ml，尽可能 24 小时保持恒定滴速。注意无菌，一切用具均需经高压消毒后使用。

3. 试验膳食

用于接受特殊临床试验的患者，如潜血试验膳食、甲状腺摄碘 131 试验膳食、内生肌酐清除率试验膳食、胆囊造影试验膳食等（表 2 - 5）。

表 2 - 5　医院常用试验膳食的适用对象和注意事项

膳食种类	适用对象	注意事项
潜血试验膳食	用于配合大便潜血试验，以了解消化道出血情况	试验前 3 天禁食肉类、动物血、蛋黄、含铁剂药物及大量绿色蔬菜。可食蛋白、豆制品、菜花、面条、马铃薯等
甲状腺摄 ^{131}I 试验膳食	用于甲状腺摄 ^{131}I 测定及 ^{131}I 治疗甲状腺功能亢进的患者	检查或治疗前 1 个月，忌食海带、紫菜、海藻等含碘食物
内生肌酐清除率试验膳食	用于测定肾小球滤过功能的患者	检查前 3 天均素食，禁食畜肉类、鱼类、禽肉类等食物；试验期间不要饮茶和咖啡
胆囊造影试验膳食	用于慢性胆囊炎、胆石症，怀疑有胆囊疾病者，配合检查胆囊及胆管功能	造影前一天进高脂肪、高蛋白膳食，使胆汁排空，通常脂肪量不低于50g，临床上常用 50g 左右的油煎荷包蛋 2 只；造影前一晚，进纯糖少渣饮食，目的是减少胆汁分

膳食种类	适用对象	注意事项
		泌，可选用粥、藕粉、面包、馒头、果酱、果汁等；造影当日免早餐，定时拍片，观察胆囊的显影情况，如果显影满意可让患者进食上述高脂肪、高蛋白膳食，拍片观察胆囊的收缩情况
葡萄糖耐量试验膳食	用于配合糖尿病诊断，进行葡萄糖耐量试验的患者	试验前3天每天进食糖不少于 $250\sim300g$，试验前一天晚餐后禁食（8小时以上），不喝茶和咖啡；试验当天卧床休息，清晨空腹抽取静脉血，同时留取尿标本，然后口服100g葡萄糖，服用葡萄糖后30、60、120、180分钟各抽取静脉血一次，同时留取尿标本，进行血糖和尿糖测定

膳食种类	适用对象	注意事项
钙磷代谢试验膳食	用于需要进行甲状旁腺功能亢进协助诊断的患者	常用的有两种代谢膳食：试验前5天（前3天为适应期，后2天为代谢试验期），①低钙、正常磷膳食：每日膳食含钙量低于150mg，含磷600~800mg，收集最后一天24小时尿液，测定尿钙排出量；②低蛋白质、正常钙磷膳食：每日膳食蛋白质摄入量不超过40g，忌用各种肉类，钙500~800mg，磷600~800mg。试验最后1天测空腹血磷和血肌酐含量，并留取24小时尿测定尿磷和尿肌酐，计算肾小管磷重吸收率。

2.11.4.3 肠内营养支持

广义的肠内营养支持包括了经口及管饲两种供给方式，是指经胃肠道用口服或者管饲方式（鼻胃管、鼻肠管、胃造瘘、空肠造瘘等）将不需要消化或只需要化学消化的特殊制备的营养物质送入患者体内，从而使患者获得所需能量和营养素的营养支持方法。

长期以来，胃肠道一直只被视为消化、吸收的器

外科疾病的营养支持

官。近年来研究发现，胃肠道也是人体最大的免疫器官。特别是当长期全肠外营养、禁食或疾病代谢紊乱造成胃肠功能障碍及黏膜屏障改变、毒素吸收、细菌移位等情况时，肠内营养支持可有效维护肠道黏膜功能和结构完整，避免肠源性感染等问题，更符合人体生理需要，更经济、安全。

正常人体通过口腔摄取的食物，需要在胃肠道进行消化、吸收，其中所含的营养素才能被机体利用，这一过程依赖于胃肠道及消化腺的正常功能（图2－2）。

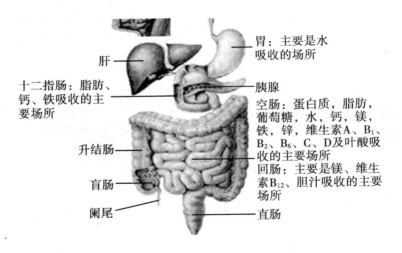

图2－2　人体消化、吸收示意图

胃肠黏膜结构与功能的完整性依赖于正常的食物刺激。进食能增加小肠酶活性，增进小肠功能的改善与恢复，促进胃肠蠕动和黏膜生长，维持肠道正常菌群平衡。胃肠道是防止细菌侵入人体的重要屏障,肠屏障主要包括完整的肠黏膜和肠道正常菌群构成的生物屏障、健全的免疫系统屏障以及化学屏障。

正常人体中肠道菌群平衡共生状态,菌群依赖内源性和膳食营养素维持生长,正常的肠道能够保护宿主免受肠内细菌及内毒素入侵。疾病状态下,肠道营养障碍或完全禁食可导致肠黏膜功能受损,出现代谢紊乱,吸收功能降低。当机体发生应激反应,如饥饿、休克、损伤、感染等情况,肠黏膜通透性增强,出现细菌和内毒素移位,扩散可造成内源性感染、休克甚至脏器衰竭。细菌移位是微生物迁徙穿过肠黏膜侵入宿主的过程,长期单纯肠外营养可造成肠黏膜萎缩、完整性和通透性改变。

采用肠内营养支持时,营养物质经门静脉吸收到肝,有利于肝蛋白质合成与代谢的调节,改善和维持肠黏膜结构与功能的完整,防止细菌移位。尤其是创伤应激后,早期肠道营养可刺激胃肠道,激活肠道神经内分泌系统,促进肠道激素的合成和释放,调节胃液、胆汁、胰液的分泌,促进胃肠蠕动和黏膜生长,有助于维持正常肠道功能及机体免疫功能。

1. 适用范围

下列情况均可应用肠内营养支持:

(1)无法经口进食、经口摄食不足或禁忌的患者,如:①无法经口进食:因口、咽、食管炎症,肿瘤,

外科疾病的营养支持

手术或烧伤、损伤等致咀嚼、吞咽困难；②经口摄食不足或相对不足：疾病导致营养代谢增加，如大面积烧伤、严重创伤，脓毒血症；或神经性厌食，营养不良致食欲下降；③经口摄食禁忌：脑血管意外和脑外伤致中枢神经系统紊乱，知觉丧失及吞咽反射丧失，处于植物代谢状态者等。

（2）胃肠道疾病患者，如：①低位小肠、结肠瘘或远端空肠喂养高位胃、十二指肠瘘；②炎性肠道疾病小肠功能恢复后；③短肠综合征；④胰腺疾病；⑤结肠手术与术前肠道准备；⑥胃瘫痪。

（3）胃肠道外疾病，如：①肿瘤放疗、化疗辅助；②术前、术后营养支持；③心血管疾病；④肝、肾衰竭；⑤先天性氨基酸代谢缺陷病。

（4）作为肠外营养支持的补充或过渡。

其中口服营养支持是指经口摄入肠内营养制剂，适用于意识清醒，无口腔、咽喉疾病，但存在一定程度的消化、吸收障碍，或因疾病及治疗措施造成营养素缺乏，需要进行肠内营养支持的患者。管饲营养支持是指经鼻胃管、鼻十二指肠管、鼻空肠置管，或经食道、胃、空肠造瘘置管等方式，给患者注入肠内营养制剂的营养支持方法，适用于各种原因造成的不能经口进食或消化吸收功能严重障碍的患者。

有下列情况的患者不能应用肠内营养支持：

（1）小肠广泛切除后应采取肠外营养4～6周，再逐步进行肠内营养。

（2）严重应激状态、麻痹性肠梗阻、上消化道出血、应激性溃疡、顽固性呕吐或严重腹泻急性期。

（3）空肠瘘，无论瘘上端或下端应慎用。

（4）急性胰腺炎或慢性胰腺炎急性发作期。

（5）急性完全性肠梗阻或胃肠道蠕动严重减慢的患者。

（6）严重吸收不良综合征及长期少食衰弱的患者。

（7）年龄小于3个月的婴儿。

（8）胃大部切除后易产生倾倒综合征的患者。

2. 供给途径

传统观念认为危重患者及术后患者，只在胃肠功能恢复正常后才开始摄食。但近年来的研究表明，胃功能于术后1～2天内恢复，大肠功能于术后3～5天恢复，而小肠的蠕动消化吸收功能在手术后几小时就已经恢复，是否采取肠内营养支持则取决于胃肠道的消化、吸收功能。

肠内营养支持有经口摄食和管饲两种方式。

经口方式：80%的住院患者是经口摄食的，根据疾病、消化功能和治疗的需要，可采取流质、半流质、软食和普通膳食，或是需要调整某一种、某几种营养素以及称量食物重量的治疗食谱。口服肠内制剂也可作为摄入不足的补充。经口腔摄取食物是最常用的方法，而且也是最经济、最方便、比较理想的方法。口服营养液可以是非等渗液，而且可随着患者的口味适当加入调味剂或加热、冰镇后服用，并加服一些对消化有帮助的药物。口服的剂量应以能满足疾病状态下机体对营养素的需要或纠正营养素的缺乏为依据。慢性疾病，还应给以足够的维生素和电解质。

管饲方式：可经鼻胃管、鼻十二指肠管、鼻空肠管、胃造瘘、空肠造瘘等将匀浆膳或肠内营养制剂送入胃肠道。管饲营养支持应遵循数量由少到多、浓度由低到高、速度由慢到快的原则。根据胃肠功能恢复情况决定每次灌入量，一般可从一次50ml开始至250ml，同时注意观察有无反流、误吸、腹胀、腹泻等。管饲分为一次投给、间歇重力滴注、连续滴注。选择管饲方式的原则是：取决于病情、肠内制剂的性质、喂养管的类型、管端位置及营养素的需要量等。注意事项有：胃内喂养时，应抬高床头或采取半卧位，以免发生吸入性肺炎，尤其是对老年、体弱、痴呆或昏迷患者。肠内营养液的浓度、体积与管饲速度必须从最低量逐渐调整至能为患者所耐受及可能满足需要的量时为止。

选择管饲方式时，置管的位置应根据预期营养支持的时间、肠道功能障碍的程度、发生吸入性肺炎的危险性以及患者的营养水平等方式进行合理选择，一般应遵循以下原则：①尽量选择对患者侵入最小、简单、安全的方式，如经鼻置鼻胃管、鼻十二指肠管或鼻空肠管；②根据预期营养支持时间选择。需长期管饲营养支持的患者应选择胃造瘘或空肠造瘘置管，若预期营养支持时间较短，可应用经鼻置鼻胃管、鼻十二指肠管或鼻空肠管；③视患者疾病、耐受情况及并发症风险选择，如患者能耐受而且无并发症，应尽量使用鼻胃管、鼻十二指肠管或鼻空肠管；如患者胃肠功能差、需要持续滴注营养液以及有较大吸入性肺炎危险，宜选用胃或空肠造瘘置管；腹部手术患者如果营养状况差、手术创伤重、有胰腺炎或腹膜炎的风险，或估计术后发生胰瘘、胆瘘、胃肠吻合口瘘的风险大，则应在术中做空肠造瘘置管。

给予方式可选择分次给予和连续滴注两种方式。分次给予方式适用于导管尖端位于胃内及胃功能良好者，其优点是较接近一日数餐的饮食习惯和生理状态。当营养液被送至胃内时，胃运动暂停并分泌胃液，直至胃内容物成为等渗，再通过胃和幽门括约肌的调节，缓慢进入十二指肠进行消化、吸收，不致发生倾倒综合征或腹泻。连续滴注方式适用于导管尖端位于十二指肠或空肠内的患者。由于营养液直接进入小肠时，小肠稀释渗透负荷的能力极有限，而小分子的营养液多为高渗，因此为避免因容量和渗透作用所致的急性肠扩张、倾倒综合征和腹泻，最好应用输液泵控制滴速。初速为 20～50ml/h，适应后维持滴速为100ml/h，最大可达 150ml/h。

3. 肠内营养制剂类型

不同于一般的经口饮食，其营养成分易消化或不需消化就能被吸收和利用。在临床应用中，应充分了解其类别、组成、剂型、剂量及适用范围等信息，并根据患者的病情进行合理的选择。肠内营养制剂中：①蛋白质组成：分为整蛋白型（适用于有消化功能的患者）和肽类、氨基酸型（适用于有部分消化功能或无消化功能的患者）；②糖组成：主要有单糖、双糖、多糖（糊精和淀粉等），糖代谢紊乱患者应尽量选择多糖类；③脂肪组成：有长链三酰甘油、中链三酰甘油和单酰甘油或二酰甘油，来源于玉米油、大豆油、葵花籽油、椰子油等；④维生素和微量元素：多数制剂较全面，能提供多种维生素和微量元素；⑤纤维素：目前大多数肠内营养制剂不含纤维素，少数几种含有纤维素。目前还有针对各系统疾病的专用肠内营养制剂，如应激免疫调节制剂，肝衰竭、肾衰竭用制剂，肺病用制剂、儿童用制剂，代谢疾病如糖尿病用制剂等。

目前，肠内营养制剂的种类很多，但主要分为匀浆膳和要素膳两个大类。

（1）匀浆膳是由多种天然食物经粉碎加工后，混合配制而成的流质状态营养液。适用于胃肠道具有消化、吸收功能，但受疾病或治疗限制不能经口饮食，或经口饮食有困难的患者，如：①口腔手术、颜面灼伤等原因致进食、吞咽困难者；②食管狭窄、放射性食管炎或食管黏膜灼伤者；③脑血管病变、脑外伤或煤气中毒的昏迷患者；④老年痴呆症等意识障碍或进食能力低下者；⑤营养不良或可能出现营养不良的危重患者；⑥不能正常进食的手术、创伤等高分解代谢患者。

匀浆膳的组成内容有：①氮源：来自富含蛋白质的食品，主要包括乳、肉、鱼、禽、蛋类。乳糖不耐受者不用牛奶。一般情况下，蛋白质占总能量的15％～20％，肾功能障碍者，适当减少匀浆膳中蛋白质比例。②糖：主要由米、面类提供，小部分可由蔗糖提供，碳水化合物约占总能量的50％～60％，肾功能不全者，可增至70％左右；但在阻塞性肺病和糖耐量异常时，应有所降低。③脂肪：主要来自植物油，部分来自动物脂肪，约占总能量的20％～30％，当消化器官功能减退时，应适当减少其比率，而阻塞性肺病时，可适当增加其比率。④维生素和矿物质：由果汁或菜汁提供，无心、肾功能不全时，可添加少许食盐。

匀浆膳的制备过程：根据病情和营养状态评估结果，计算总能量的需要及各营养素所需比例，然后选择食品并称重，洗净后煮熟，将食物混合或分别置入食品粉碎机内加工成匀浆，过筛去渣，再加入植物油和食盐，煮沸后灌入灭菌的瓶内备用。暂时不用者置4℃冰箱内存放，用前加温。原则上，当天配制当天

外科疾病的营养支持

用完。

匀浆膳的理化特性：①营养成分接近正常人的膳食结构，具备自然食物的风味；②既可采用商品化成品，又可自行配制，营养素含量难以精确计算；③受食物种类的限制，营养成分欠全面；④弱碱性，渗透压约为 $300 \sim 450$ mOsm/kg·H_2O，不易引起腹泻；⑤营养物质颗粒较粗大，黏稠度高，重力滴注时易致喂饲管堵塞。

匀浆膳的喂饲管位置：匀浆膳中的蛋白质等营养素大分子物质，还需在胃酸和消化道酶等的作用下才能被完全消化、吸收、利用，故喂饲管管端的最佳位置应在胃内。匀浆膳可经鼻-胃管或胃造瘘管注入。

（2）要素膳是一种营养素齐全、化学成分明确，无需消化即能被肠道直接吸收、利用的无渣膳食，其适用对象及配制原则见表 2-4。要素膳的最大优点是能源和氮源物质不需消化或很少消化即可吸收。由于是无渣饮食，可保持肠道的清洁。由于营养素比较全面，适宜各种胃肠道疾病，能迅速恢复正氮平衡。采用要素膳进行营养支持疗法的并发症不严重，但浓度过高、注入速度过快时，可出现恶心、呕吐和腹泻，个别出现腹部绞痛，改变饮食的浓度和注入速度后即可转好。长期应用应注意必需脂肪酸、维生素和微量元素的补充，以防止这些营养素的缺乏。

要素膳的分类：①按化学组成分类：有单体和多

聚体配方之分。单体配方膳的特点是无需消化。多聚体配方膳中宏量营养素均以大分子形式存在，需经消化酶作用后才能被吸收。严格意义上讲，多聚体配方膳不完全属于要素膳；②按含氮量分类：有标准氮和高氮配方之分。以往标准氮含量配方中蛋白质含量约为 8％，由于处于高分解代谢的创伤、感染患者对于蛋白质需要量相对较高，故现今临床常用配方中的蛋白质含量多为 14％～17％；③按脂肪含量分类：有低脂肪和高脂肪配方之分。低脂肪配方中脂肪含量为 1％～5％，仅能满足机体对必需脂肪酸的需求。高脂肪配方中脂肪的含量可高达 30％～40％；④按作用特点分类：有营养支持和特殊疾病治疗之分。

要素膳的理化特性：①化学成分明确，含量精确；②无需消化即可吸收，无渣；③性状为粉剂或液态，易溶解；④标准能量为 4.18 kJ/ml（1kcal/ml）；⑤渗透压高于匀浆膳，pH 呈弱酸性；⑥不含乳糖；⑦适口性差，不适宜口服。

4. 肠内营养并发症及其预防

一般肠内营养的安全性很高，但也有可能发生某些并发症，包括吸入性肺炎、置管并发症、胃肠道并发症、代谢性并发症等几类，最常见的并发症是腹泻、恶心、呕吐等消化道症状。某些是使用不当或其他人为因素所致，提高治疗技术水平和熟练程度，加强监测和护理是降低并发症的关键（表 2－6）。

表2-6　肠内营养支持常见并发症及其可能原因和防治措施

并发症	可能原因	防治措施
腹泻	1. 营养制剂选择不当	1. 深入了解各种营养制剂的配比组成和特性，进行合理选择
	2. 营养液高渗且滴注过快	2. 将营养液稀释后少量、缓慢滴注，或改为肠外营养方式
	3. 营养液温度过低	3. 在体外复温到室温后再输注
	4. 患者有严重营养不良、低蛋白血症	4. 从低浓度、小剂量开始使患者逐步适应
	5. 医源性感染	5. 根据病因进行处理，或改为肠外营养，待病情稳定后再用肠内营养支持
	6. 脂肪酶缺乏，如胰腺疾病、胃部手术、肠梗阻、回肠切除或广泛性肠炎的患者	6. 选用低脂肪含量的营养制剂使患者逐步适应
	7. 患者乳糖酶缺乏	7. 选择低乳糖含量或不含乳糖的营养制剂
恶心、呕吐	要素制剂中的氨基酸、短肽等产生的异味	减慢滴注速度，降低渗透压；对症处理，给予镇吐药等

并发症	可能原因	防治措施
代谢并发症（高血糖、维生素缺乏、必需脂肪酸缺乏等）	1. 营养液选择不当或补充不及时易造成水、电解质平衡紊乱（如脱水、高血钾、低血钾、低血钠、钙缺乏等）	1. 认真监测，及时纠正水、电解质平衡紊乱
	2. 营养液渗透压高易引起高血糖	2. 减慢营养液输注速度或降低浓度
	3. 维生素 K 缺乏引起凝血酶原时间延长	3. 及时补充维生素 K
	4. 长期应用低脂肪的营养液易造成必需脂肪酸缺乏	4. 及时补充必需脂肪酸

外科疾病的营养支持

续表

并发症	可能原因	防治措施
感染	1. 营养液被污染	1. 缩短营养液配制后的保存时间，即配即用或冰箱内保存，但一般不应保存超过 12 小时
	2. 滴注容器或管道污染	2. 容器灭菌处理，管道使用无菌管道系统，每日更换，定期进行细菌培养监测
	3. 吸入性肺炎	3. 防止胃内容物潴留及反流：①滴注时床头抬高 30°～45°；②高渗营养液应先稀释，逐渐加量；③及时检查及调整鼻饲管位置；④经常检查胃内潴留情况

并发症	可能原因	防治措施
置管并发症	1. 长期经鼻置管易引起鼻翼糜烂、咽喉部溃疡、声音嘶哑、鼻窦炎、中耳炎等	1. 注意护理，需长期管饲的患者改为胃或空肠造瘘置管
	2. 胃造瘘置管易因固定不严密造成胃内容物漏出，引发腹腔内感染	2. 及时查明造瘘处出血原因，应用止血药，若无效应实施再次手术
	3. 空肠造瘘可能发生造瘘管周围渗漏、梗阻	3. 实施再次手术

2.11.4.4 肠外营养支持

肠外营养支持是指通过肠道外通路（即静脉途径）将所需要的能量和各种营养素输注入患者体内，以纠正或预防营养不良，维持营养平衡的营养支持方法，是现代临床营养常用的治疗手段。肠外营养需依据病情、疾病代谢、个体差异制订治疗方案，以降低分解，促进合成，改善氮平衡，增强免疫能力，减少术后并发症，促进伤口愈合，降低死亡率，预防和纠正营养不良。

外科疾病的营养支持

1. 适用范围

肠外营养支持方式适用于暂时或永久不能经消化道进食、进食后不能消化吸收或胃肠道需要充分休息的患者，如：

（1）胃肠道梗阻：如贲门癌、幽门梗阻、新生儿胃肠道闭锁等。

（2）胃肠道吸收功能障碍：①小肠切除术后；②某些疾病可影响小肠运动与吸收功能，如多发性肠瘘、广泛不易切除的 Crohn 病等；③放射性肠炎使小肠发生纤维化及狭窄，吸收功能减退；④胃肠道疾病、病毒或细菌性肠炎所致严重腹泻；⑤各种原因所致顽固性呕吐。

（3）中、重症急性胰腺炎。

（4）严重营养不良伴胃肠功能障碍短期内不能恢复者。

（5）大手术创伤和复合性外伤。

（6）高位、高流量肠瘘。

（7）妊娠恶性呕吐或神经性厌食。

（8）肝、小肠等脏器移植后功能尚未恢复期间。

但有以下情况的患者不适宜采用肠外营养支持方式：

（1）无明确治疗目的，或已被确定为不可治愈、无复活希望而继续盲目延长治疗者。

（2）心血管功能紊乱或严重代谢紊乱需控制或纠

正者。

（3）胃肠道功能正常或适应肠内营养者。

（4）预计发生肠外营养并发症的危险性大于其可能带来的益处者。

2. 输入途径

分为中心静脉营养支持（CPN）、周围静脉营养支持（PPN）和经外周中心静脉营养支持（PICCPN）。CPN 和 PICCPN 适用于预期肠外营养支持 2 周以上的患者；PPN 适用于营养支持疗程在 15 天以内的患者，主要是改善患者手术前、后的营养状况，纠正疾病和手术所致的营养不良，可在普通病房内实施，具有更加方便、容易操作的优点。

肠外营养支持，即静脉营养支持应在清洁的空调房间内实施，严格掌握输入速度，停用前应逐渐减量，避免突然停液而导致低血糖或电解质紊乱。同时，在静脉营养治疗中，应严密观察生命体征和临床表现，并通过详细记录体液出入量，测量体重、肱三头肌皮褶厚度、上臂肌围、体脂以及相应生化指标等对患者进行监测和评价，及时调整治疗方案。

3. 肠外营养支持的常见并发症

（1）置管并发症：①气胸；②动脉损伤；③空气栓塞；④导管栓塞；⑤中心静脉血栓栓塞；⑥导管尖端错置。

（2）感染引起的并发症。

外科疾病的营养支持

（3）代谢性并发症：①糖代谢紊乱：高血糖、低血糖、呼吸窘迫综合征；②脂代谢紊乱；③氨基酸代谢紊乱：高氨血症及氮质血症、高氯性代谢性酸中毒；④水、电解质代谢异常：脱水或水潴留、低钠血症、低钾血症；⑤肝胆系统异常；⑥代谢性骨病等。

4. 肠外营养支持制剂

肠外营养支持制剂没有统一的配方，但必须含有人体所需的全部营养物质，应根据患者的年龄、性别、体重或体表面积及病情和治疗需要等进行配制。肠外营养制剂的组成成分应该包括蛋白质（肽、氨基酸）、脂肪、碳水化合物（糖类）、各种维生素、各种矿物质（常量元素和微量元素）和水六大类营养素。能量供给以每千克体重每天 125.52～133.89kJ（30～32 kcal）为宜，水分供给以每摄入 4.18kJ（1kcal）能量提供 1ml 水分为宜。

静脉营养液的配制应遵循即用即配的原则，由营养医师开出处方，营养护士在无菌配制室内进行配制。配制室应每日进行空气消毒和定期细菌培养检测。配制时应严格执行查对制度和无菌操作技术，备齐所需物品，按操作顺序、药物相容性和配伍禁忌等将各种成分在层流净化台内进行混合。配制好的营养液应严格掌握贮存的温度和时间，室温贮存 24 小时能保持其稳定性。

5. 肠外营养向肠内营养过渡

长期进行肠外营养治疗，会导致胃肠道功能减退。所以，从肠外营养过渡到肠内营养必须尽早逐步进行，否则会影响胃肠道功能的恢复。这种过渡的过程为：肠外营养——肠外营养与肠内营养（口服食物、肠内营养制剂或管饲）联合应用——逐渐减少至停止肠外营养，逐渐增加并完全进行肠内营养（经口摄食或管饲）——正常膳食摄入。

根据临床患者疾病的代谢状况，在重度应激时首选肠外营养治疗，但应注意只要肠道有功能就要启动它。此时并非是通过胃肠道增加营养，而是重在维持和调整胃肠道功能。启动胃肠道功能，首选的营养物质是米汤，由低浓度到高浓度（清流米汤、浓米汤、匀浆米汤），然后逐渐至匀浆膳或肠内营养制剂（短肽型肠内营养制剂、纽纤素、整蛋白型肠内营养剂等）进行缓慢输注。肠内喂养时应监测水、电解质平衡及营养素摄入量（包括肠外和肠内），随后根据胃肠道功能的恢复情况逐渐增加肠内营养输注量而减少肠外营养输注量，直至肠内营养能耐受且满足代谢需要时才能撤销肠外营养。另外，肠外营养不能骤然停止，宜随肠内营养量的增加而递减，且管饲肠内营养要逐渐与经口摄食相结合，直至摄入正常膳食。

2.11.4.5 肠内营养与肠外营养的比较

1. 营养代谢方面

众多研究表明，肠内营养与肠外营养治疗相比可较早维持机体蛋白质，增加体重，促进氮平衡，实现内环境稳定。肠内营养时，营养素能影响随后的物质代谢与同化（正反调节），主要通过胃肠道具有营养作用的激素促进胰岛素分泌，并对即将进入血液的糖、氨基酸和脂肪酸的储存、代谢与利用十分有利。此外，有学者发现，经全十二指肠喂养要素膳或非要素膳，与肠外营养相比，可增加胰外分泌的蛋白质及碳酸氢盐量，因此为保证胰腺休息而同时又可得到营养支持，对中、重度胰腺疾病仍以肠外营养为佳。

2. 肠道适应方面

肠腔内的营养素对维持小肠结构与功能有重要作用。疾病早期给予肠内营养，肠腔内营养素有维持肠道结构与正常功能的营养作用，是通过细胞吸收直接利用营养素及间接通过营养激素（包括胃泌素与缩胆囊肽等）的释放所致。

3. 胃肠运动方面

腹部手术后，胃排空延缓可持续 1～2 天，大肠无力可持续 2～4 天。多数情况下，小肠运动与吸收能力不致有重大紊乱，所以术前小肠正常，术后 24 小时即施行胃减压，可进行空肠喂养，效果良好。但肠内、肠外支持各有其特异的、有危险性的并发症，在患者选择、操作、营养液配制及监测等各方面需慎重。

4. 费用

肠内营养的费用一般较肠外营养低。

2.11.5　营养支持的监测

营养支持作为疾病治疗的一个组成部分，是否能够达到其预期的目的，需要通过对营养支持的效果进行监测和评估，并结合监测和效果评估来对营养支持方案进行完善。同时，营养支持中可能出现的并发症也需要通过一系列的监测手段来进行预防和纠正。因此，作为一个完整的营养支持方案来说，营养支持监测是必不可少的一部分。

在进行肠内营养支持时，为评估营养支持实施的效果和预防并发症的发生，需要建立一整套基本的管理制度和监测项目，对患者的营养与代谢指标进行监测。肠内营养支持监测一般在开始时每周进行2次，到管饲营养定量稳定后改为每周1次。监测的项目一般包括：①营养指标监测：定期记录体重、氮平衡、出入量及相关的营养参数（如肌酐/身高指数、肱三头肌皮褶厚度、上臂肌围等）；②生化指标监测：电解质（钠、钾、钙、镁、磷等）、总蛋白、白蛋白、转铁蛋白、胆红素、三酰甘油、胆固醇、血糖、血尿素氮等的水平以及尿糖、凝血酶原时间等；③临床症状监测：密切观察患者对管饲的反应，及时发现可能出现的并发症，对恶心、呕吐、腹泻、肠胀气、肠痉挛等消化道不耐受的症状，及时记录并给予相应处理。

由于肠外营养支持并发症发生率较高，所以临床实践中对肠外营养支持患者进行全面的监测至关重要。肠外营养支持监测指标主要包括：①全身状况监测：每天测量体温、血压、脉搏、体重，记录 24 小时液体出入量，观察神智改变，有无水钠潴留或脱水表现，有无低钾、低钙、低磷、低钠症状等；②血、生化指标监测：开始时每天进行血气分析，稳定后必要时监测；每周检测 1～2 次肝、肾功能（血胆红素、氨基转移酶、血尿素氮、肌酐等）；开始肠外营养支持前 3 天，每天检测血糖、电解质（钠、钾、钙、磷、氯等），稳定后每周检测 2 次，高血糖患者应每天监测 3～4 次血糖或尿糖；随访血常规、凝血酶原时间等；③营养指标监测：每日监测尿氮排出量，计算氮平衡；每周进行 1 次常规营养指标监测（体重、上臂肌围、肱三头肌皮褶厚度、肌酐/身高指数、血浆白蛋白、血清转铁蛋白）及免疫功能试验（白细胞计数、皮肤超敏反应等）。

2.12 患者的营养教育与营养咨询

营养教育或营养咨询是营养治疗的重要组成部分，二者密不可分。WHO 是这样定义的："营养教育是通过改变人们的饮食行为而达到改善营养状况目的的一种有计划的活动。"也就是说，让患者了解饮食、营养与疾病的有关常识，增加营养知识，学会简单治疗饮食的制备技术，对疾病持正确态度，纠正不良饮食行为，树立健康的生活方式，使多种膳食危险因素下降，以减少慢性疾病的发生。营养教育对象不仅仅是住院患者，还有住在社区的慢性疾病患者和某些疾病的高危人群及为预防营养性疾病的健康人。

营养教育按照教育对象可分为：①以患者为中心的患者营养教育，即针对到医院接受医疗保健服务的患者及家属所实施的营养教育活动。目的是提高患者及其家属的营养卫生知识及自我保健技能，促进疾病康复；②以公众为中心的社区营养教育，即针对所谓的"健康人群"及亚健康状态人群实施的营养教育活动。目的是预防或早发现疾病，维护与促进健康，提高生活质量。实际生活中，在医院内进行的患者营养教育也包括了对健康个体或人群、亚健康状态人群的教育，对临床医护人员的科普宣传，以及对初级营养工作人员的培训。对于不同的人群，营养教育的侧重点不同。

营养教育按照形式一般可以分为：①由卫生人员面对面进行的营养教育；②通过大众传媒进行的营养教育；③在学校开展的营养教育活动。针对患者的营养教育主要是面对面的教育，它的优点是可以与宣教对象相互交流，信息可以及时反馈，宣教内容可因人、因事、因时、因地而异，针对性强。切实有效的营养教育应遵循如下原则：在对宣教对象充分、全面了解的基础上，找出其需要改变的行为生活方式，分析这些问题形成的根源，针对个人需求进行营养教育，教育过程中还要有良好的交流技巧。

医院的营养教育方式可以是面对面的咨询、授课，也通过电视、广播、小册子、网络进行。地点可选择在门诊、病房、候诊室、教室等处。中国营养学会2007年制订的《中国居民膳食指南》就是指导中国居民达到平衡膳食、合理营养、促进健康、减少营养性疾病的纲领性文件。

营养教育的主要内容包括如下几个方面：

（1）营养与疾病：包括营养与疾病之间的关系、饮食治疗的意义、疾病状态下营养状况对预后所产生的影响、基本的营养治疗原则与保健方法。

（2）食物种类及功能：该部分包括各类食物的性质和功能，简便治疗膳食的制作方法。

（3）患者的饮食宜忌，可提供参考食谱。

（4）患者当前营养状况的评价：通过营养教育使患者掌握评价自己营养状况的基本技能，如关注体重变化，密切观察营养相关疾病症状，了解实验室检验报告单中与营养相关的指标等。

（5）良好的心态：对疾病持正确、乐观的态度。

目前，国际上较为流行的营养教育和营养咨询方法是 SOAP 营养咨询方法，它主要包括主观询问（subjective）、客观检查（objective）、评价（assessment）和营养治疗计划（plan）四项内容，通过询问饮食史、体格营养状况检查以及营养评价，最终为患者制订适宜的营养治疗计划，对患者进行全面的指导。

（1）主观询问：饮食史的采集包括询问饮食习惯和嗜好、饮食调查、餐次和分配比例、有无偏食以及烹调加工方法等。根据咨询对象的饮食习惯，用简单的方法让患者或其家人懂得如何具体地进行营养干预，并尽可能地配合，以保证营养咨询的效果。对于不同治疗目的，可选用不同的方法，如 24 小时回顾法、经常性进食情况调查、食物频率法和食物记录法等。用食物成分表或医用电子计算机分析患者的营养素摄入量，将结果与推荐的 DRIs 进行比较，评价患者的饮食是否合理。在了解饮食史的同时，收集患者饮食习惯和饮食方式等资料，包括生活习惯、食物购买力、吃零食情况、进餐地点、饮食嗜好、食物过敏史、过去饮食制度、维生素与矿物质的补充等。收集影响患者营养状况因素的资料，包括营养素缺乏、心理和社会因素（如饮酒、吸烟、经济状况等）对营养状况的影响以及其他与营养有关的病史；了解对患者已经产生影响或可能产生影响的资料，包括药物作用、诊断过程、手术和临床治疗情况等；收集患者的一般健康状况，如体重改变、排便习惯、锻炼和活动情况等。

（2）客观检查：包括体格和营养状况的检查，主要内容有临床检查以及测量身高、体重、肱三头肌皮褶厚度、上臂围，生化检查包括白细胞、淋巴细胞分类，血清总蛋白、白蛋白、球蛋白、视黄醇结合蛋白等。

（3）评价：将采集的患者膳食摄入情况与 DRIs 进行比较，对饮食调查结果进行评价，判断食物结构是否合理以及各种营养素是否满足机体需要。根据主观询问和客观检查的结果评价当前的营养状况。

（4）营养治疗计划：结合经济条件和饮食习惯，根据疾病种类，在饮食营养原则方面给予指导，包括饮食宜忌、参考食谱和注意事项等。

2.13　营养师在营养支持中所起的作用

（1）营养状况评定。在临床医师对患者进行快速、简便的营养风险筛查后，对需要制订营养计划的患者由营养师对其营养代谢、机体功能等进行全面检查，以制订营养支持计划，考虑适应证和可能的副作用。

（2）制订完全均衡的营养配方，是保证营养支持良好效果的基础。根据合理膳食的要求，膳食中脂肪供热不宜超过总热量的 30%，但目前常用的肠内营养制剂其比率多在 30% 左右，并且糖类一般为淀粉水解的麦芽糊精，有的甚至含有一定比率的蔗糖，此种能量分配对短期肠内营养支持的患者一般不会引起代谢异常，但对需要长期肠内营养支持的患者，此种高临界水平的脂肪供能比是否会引起代谢异常，特别是脂质代谢异常，还需要更多的临床观察。

（3）针对不同的疾病特点，选择肠内营养配方。医院重症患者病种繁多，病情复杂，即使同一患者病情也会千变万化，因此，欲满足不同危重患者的营养需要，靠任何单一模式的营养制剂都是不可能的。目前，市场上有 100 种以上的肠内营养配方产品，配方分为多聚配方、单聚配方和疾病特需营养配方。多聚配方含复杂的糖、蛋白质、三酰甘油等，胃肠功能正常的患者可以安全使用。单聚配方如要素膳，含有已被水解的营养物，蛋白质可以是短肽或游离氨基酸，脂肪用中链或长链的脂肪酸的混合制剂，因此当消化功能有障碍时，可以更好地被吸收。特殊营养配方可满足特殊疾病状态的营养需要，如糖尿病、肾病、肺功能不全、肝性脑病等。因此营养师根据患者具体情况选择个性化的肠内营养支持就显得尤为重要。

（4）指导家庭肠内营养（HEN）。HEN 主要用于由神经系统疾病引起的吞咽困难患者和由于肿瘤及肿瘤治疗引起需长期应用营养支持的患者。家庭营养支持（HNS）在北美的发展速度很快，尤其是 HEN 的年增长率可达 25%，但是发展中国家 HNS 很少，因为极少有专门机构从事 HNS 的管理、服务工作，HNS 的安全性和可靠性不能得到保证。HNS 作为一种新的医疗措施，在节省医疗开支，改善患者生活质量等方面具有很多优点，临床营养师应给予更多的关注。

2.14 理想的临床营养支持模式

建立由医师、营养师、药师、护士组成的营养支持小组（NST），科学合理地开展个性化肠内、肠外营养支持。NST 的工作模式是一种"以患者为本"的治疗模式，不仅有利于危重患者的整体治疗，而且还能降低重症患者不合理的肠外营养治疗费用，改善医疗效果，提高工作效率，缩短住院时间，减轻患者的经济负担。

临床营养支持是危重症患者救治中的一项基本措施，肠内营养和肠外营养是实施营养支持的"左右手"。应根据患者病情选择合适的方式，首选肠内营养并不意味着一概排除肠外营养，当肠道无消化、吸收功能时，肠外营养仍是主要的供给途径，有时兼用这两种方式患者可能更易耐受。而营养支持小组的建立，不仅使临床营养支持更加个性化、功能化，而且对提高危重患者的救治成功率和改善患者的整体状况都起着非常重要的作用。

2.15 个性化营养支持在外科疾病中的应用

医院重症患者病种繁多,病情复杂,即使同一患者,病情也会千变万化,而目前可供临床应用的商品化肠内营养制剂都是参照正常人营养需求模式而设计的,配方组成大同小异。这些单一模式的肠内营养制剂,难以满足临床不同疾病、不同病情患者营养支持的需要。如果营养科利用现代临床营养理念开展个性化、功能化肠内营养制剂支持,即不同疾病采用不同的配方、疾病的不同阶段采用不同的配方、疾病随时变化随时调整配方,甚至不同经济条件采用不同的配方,必然会将临床营养治疗的水平提高到一个新的层面,同时也是显示营养科在医院地位的重要环节及其生存发展的必由之路。此外,目前市场上可供选择应用的肠内营养原料和相关功效成分品种多样,使营养科自行配制临床不同病情肠内营养支持需要的个性化、功能化营养配方膳成为可能。

目前,住院患者医疗费用昂贵已引起各级卫生行政部门和全社会的高度关注。而在我国医院中,对一些必须进行营养支持的患者,相当一部分临床医师往往习惯于或依赖于通过输注氨基酸、脂肪乳等肠外方式进行营养支持,甚至有的以输注血清清蛋白为常规治疗手段,原本可以完全采用每天只需数十元钱就可

外科疾病的营养支持

以达到良好效果的肠内营养途径，却不合理地选择了肠外营养支持，而肠外营养途径每天要花费数百元（如输注血清清蛋白，每天可花费多达上千元）。此种情况在国内医院中相当普遍。因此，用于重症患者不合理的肠外营养治疗费用，是导致总体医疗费用较高的一个不可低估的因素。若营养科能积极有效地开展个性化、功能化肠内营养支持，不仅有助于提高医院的综合治疗水平，而且对降低患者医疗费用和推动医疗与医保体制改革的完善具有重要作用。

开展个性化肠内营养支持，应取得临床科室的配合。由于现代肠内、肠外营养支持的理论和技术的长足发展，营养支持不再被认为是单纯的补充营养素，而在改善患者的免疫功能、调节细胞代谢、加速器官与组织修复和保护肠黏膜屏障等方面具有重要作用。它可使临床重症患者抢救成功率明显提高，并发症和病死率显著下降，这已经在临床实践中得到充分证实。因此，在临床医护人员营养观念比较淡薄的现实情况下，营养科介入重症患者的营养支持，特别是开展个性化、功能化肠内营养支持，容易被临床医师接受和认可，容易取得临床科室的配合。

营养科的传统工作模式和基本工作是管理营养食堂，并以此为基点开展其他工作，但受市场经济和医院体制改革的影响。目前，国内不少医院营养食堂行政上脱离营养科管理，并且这种趋势还在扩大，使传统临床营养工作模式面临严峻的挑战，临床营养学科发展处于进退维谷的局面，与飞速发展的现代医学极不协调。而开展个性化、功能化肠内营养支持，不受是否管理营养食堂的制约和影响，都是营养科摆脱目前困境、拓展工作局面的最佳选择。

2.16　营养与免疫

免疫系统是机体自身的防御机制，它可以帮助机体识别和消灭外来入侵有害因素（病毒、细菌等），保护机体避免受到病毒、细菌、其他外来有害物质及疾病的攻击，清除机体新陈代谢废物及外来的异物，还可以帮助机体修复损伤的器官和组织，使其恢复原有的正常功能。免疫系统是由淋巴器官（胸腺、淋巴结、脾、扁桃体）、其他器官内的淋巴组织和全身各处的淋巴细胞、抗原呈递细胞等组成的一个完整的系统。当外来致病因子或病原体侵入人体后，各免疫器官、组织、细胞和分子间互相协作、互相制约、密切配合，共同完成复杂的免疫防御功能，使机体免于罹患疾病。当机体免疫功能紊乱时，不能及时杀灭和清除侵入的病原体和致病因子，就会发生各种疾病。而疾病本身又会引起机体代谢紊乱，增加消耗，引起营养不良等，进一步加重免疫系统功能紊乱。因此，在大多数疾病状态下，机体的免疫功能总体上处于一种比较低下和紊乱的水平，调节疾病状态下的免疫功能紊乱对于促进疾病的康复具有重要意义。

营养是维持人体正常免疫功能和健康的物质基础。人体营养状况对免疫功能有重要影响，机体营养不良将导致免疫系统功能受损。而免疫防御功能受损，会使机体对病原的抵抗力下降，导致疾病的发生和发展。因此，营养与免疫功能之间存在密切的联系，尤其是在疾病状态下，深入了解营养在整个机体功能与对外环境适应能力等方面的作用具有重要意义，有助于通过营养手段来调节机体免疫状态，增强抗病能力，促进身体健康和疾病恢复。营养不良包括营养缺乏和营养过剩。其中营养缺乏对免疫功能的影响更加常见。近些年来，科学家在营养素与免疫功能的关系研究领域取得了显著的进展，已初步明确了某些营养素与免疫功能的关联。然而，临床疾病所导致的营养不良往往不是单一的某一种营养素缺乏，而是多种营养素同时缺乏。因此，关于疾病状态下营养与免疫的关系以及免疫功能调节在疾病康复中的作用和意义还需要进一步研究和探索。本部分将就目前研究较多且结论较一致的蛋白质、氨基酸、维生素、微量元素等与免疫功能的关系进行简要介绍。

2.16.1　蛋白质与免疫功能

蛋白质是构成机体免疫防御功能的物质基础，与免疫系统的组织发生、器官发育有着极密切的关系。蛋白质在免疫系统功能的调节中起重要作用。正常情况下，当外来抗原或致病因子进入机体后，能够刺激机体产生不同水平的免疫反应，而且机体免疫组织器官的构成（如上皮、黏膜、胸腺、脾等）、各种免疫细胞的生成以及抗体的合成过程都需要蛋白质和氨基酸的参与。当蛋白质营养不良时，机体免疫组织器官的结构和功能均受到不同程度的影响，机体免疫功能将会发生紊乱。

蛋白质对免疫功能的影响主要表现为：①能促进淋巴细胞的增殖、分化和迟发型超敏反应，蛋白质不足可导致 T 淋巴细胞尤其是辅助性淋巴细胞数量减少，吞噬细胞发生功能障碍，自然杀伤（NK）细胞对靶细胞的杀伤力下降。蛋白质-能量营养不良时主要影响 T 淋巴细胞的数量和功能，外周血中 T 淋巴细胞总数显著减少，而且 T 细胞分泌的具有各种免疫功能的淋巴因子的数量也减少，因此 T 细胞对抗原诱导的增殖能力降低，中性粒细胞趋化杀菌活力降低，迟发型超敏发应能力下降。但在蛋白质-能量营养不良状况改善后，以上免疫功能变化一般可以很快逆转，大多数免疫组织器官的结构也可逐渐恢复正常。但胸腺的损伤是不可逆的，一旦受损其结构和功能恢复极为缓慢；②蛋白质可以提高体液免疫过程中抗体的合成、活性及抗体对抗原的应答反应。体液免疫中重要的抗体免疫球蛋白以及参与其合成过程的酶都是具有生物学活性的蛋白质。机体蛋白质水平低，细胞内酶的含量不足将导致合成抗体的速度减慢，从而影响体液免疫的效果。研究显示成人蛋白质-能量营养不良时机体合成免疫球蛋白的能力受影响不大，但如果发生在婴幼儿期，则免疫球蛋白的合成能力可受到损害，但在营养状况改善后可恢复。

2.16.2 氨基酸与免疫功能

氨基酸是蛋白质的组成成分，机体对蛋白质的需求实际上就是对氨基酸的需求。许多研究证明，氨基酸能促进淋巴细胞的增殖和成熟，提高自然杀伤细胞的活性，但氨基酸对免疫功能的影响因其种类不同而异。体内氨基酸不足或某种必需氨基酸缺乏会影响抗体的合成速度或阻碍抗体的合成，进而影响到机体免疫功能。近年来关于氨基酸与免疫功能的研究也较多，特别是谷氨酰胺（Gln）、精氨酸（Arg）、支链氨基酸（BCAA）和芳香族氨基酸。

Gln 是人体的一种条件必需氨基酸，也是人体组织和血液中含量最丰富的游离氨基酸，其在免疫系统功能中的作用有：①是肠道黏膜的特殊能源，对维护肠屏障功能、防止细菌移位具有重要作用；②是淋巴细胞、巨噬细胞及成纤维细胞氧化代谢的主要能源；③对单核-巨噬细胞功能有重要影响，Gln 可通过酵解途径，为巨噬细胞提供能量，使其维持高代谢活性；还可为单核-巨噬细胞合成 DNA 和 mRNA 提供嘌呤、嘧啶、核苷酸的前体物质；④Gln 在创伤、烧伤、感染及酸中毒等情况下，对机体免疫功能的维持和恢复具有重要作用，可促进淋巴细胞的增殖和转化，增强烧伤患者中性粒细胞的杀菌能力，并对由淋巴因子激活的杀伤细胞（LAK）有增强细胞增殖能力的作用，同时能增强这些细胞溶解靶细胞的能力。研究表明添加 Gln 能提高创伤大鼠外周淋巴细胞转化率和皮肤抗张力及羟脯氨酸含量，提示 Gln 具有改善创伤后机体的营养及代谢状况、增强免疫功能、促进小肠黏膜细胞增殖的功能。

　　Arg 虽然不是人体必需氨基酸，但对机体的生长、繁殖和氮平衡有重要影响。研究显示 Arg 在免疫营养中具有重要的作用：①补充 Arg 可有效地促进细胞免疫功能，使胸腺增大，淋巴细胞增多；②促进植物凝集素、刀豆蛋白等有丝分裂原的产生，显著提高 T 淋巴细胞对有丝分裂原的反应性，从而刺激 T 淋巴细胞的增殖；③增强巨噬细胞的吞噬能力和自然杀伤细胞对肿瘤靶细胞的溶解作用；④增加脾单核细胞对 IL－2 的分泌活性以及 IL－2 受体的活性；⑤降低前列腺素

外科疾病的营养支持

PGE$_2$ 的水平，进一步促进 IL－2 合成，最终发挥以提高 T 淋巴细胞间接反应为中介的免疫防御与免疫调节作用。

支链氨基酸（BCAA）和芳香族氨基酸则对体液免疫功能有显著影响。支链氨基酸包括亮氨酸、异亮氨酸及缬氨酸，芳香族氨基酸包括苯丙氨酸和酪氨酸。有研究发现，BCAA 可改善创伤后机体营养及代谢状况，增强免疫功能，促进小肠黏膜细胞增殖，改善运动骨骼肌线粒体功能，消除运动性疲劳，提高大鼠运动耐力，而且 BCAA 在生化代谢过程中所具有的拮抗作用也反映在其对免疫功能的影响上。而过量的芳香族氨基酸（如苯丙氨酸）可抑制抗体合成，进而抑制体液免疫功能。Gln 也具有改善机体体液免疫的功能。手术等创伤后由于全身应激反应，Gln 在肠道、淋巴组织、肾及肝消耗明显增加，此时骨骼肌的 BCAA 分解加速，其分解后的氨基与谷氨酸盐结合生成内源性 Gln，以满足机体对 Gln 的需求。尽管如此，在无外源性 Gln 供应的情况下，Gln 仍相对不足，进而导致负氮平衡、血浆蛋白水平下降以及免疫功能降低。

此外，氨基酸在免疫器官的发育中也起着不可或缺的作用，不同种类氨基酸的作用亦不同。缬氨酸（Val）是免疫球蛋白中所占比例最高的氨基酸，缺乏 Val 会明显妨碍胸腺和外周淋巴组织的生长，抑制中性和嗜酸性粒细胞增生。Val 是机体必需氨基酸之一，对免疫器官发育有重要影响。研究证实静脉输入高浓度的 Val 可促进胸腺发育，增强大鼠肺泡吞噬细胞能力。此外，一些其他氨基酸也在免疫器官的生长发育中起重要作用。

2.16.3　维生素与免疫功能

维生素与机体免疫系统关系密切。维生素缺乏可使机体的免疫功能降低，防御能力减弱，失去对感染的抵抗力。而补充维生素可提高机体的免疫功能，降低传染性疾病的发生。在各种维生素中，与免疫的关系较密切而且研究较深入的是维生素 A、E、D、C、B_2 及 B_6 等。

1. 维生素 A

维生素 A 及其衍生物从多个方面影响免疫系统的功能。维生素 A 缺乏会使机体对感染的耐受性下降，引起免疫系统防御机制的改变。给予维生素 A 可明显刺激细胞免疫反应和非特异性免疫，包括细胞因子产生、淋巴细胞转化和吞噬作用，但过量的维生素 A 可能对免疫系统功能产生有害作用。

维生素 A 缺乏导致胸腺和淋巴器官萎缩，脾重量减轻，循环淋巴细胞数目和抗体产生减少。维生素 A 在上皮细胞的正常分化及维持表面的完整性等方面具有重要作用，可影响上皮组织的分化与健全以及局部分泌腺分泌细胞的功能。维生素 A 缺乏时，黏膜屏障遭到破坏，肠道和上呼吸道黏膜的杯状细胞及黏液分泌减少。感染可导致维生素 A 缺乏动物严重的局部损伤，使得其对病原微生物的易感性增加，更重要的是维生素 A 缺乏会破坏局部特异性免疫反应。

维生素 A 对免疫功能的影响是近年来一个非常活跃的基础研究领域，维生素 A 缺乏时，可以从多个环节影响机体免疫功能。①维生素 A 是 T 淋巴细胞生长、分化、激活过程中不可缺少的因子，一定浓度的维生素 A 对植物血凝素诱导 T 淋巴细胞有促进作用；②维生素 A 虽然不参与 NK 细胞激活，但却是维持 NK 细胞数目和活动所必需的维生素，维生素 A 缺乏可造成 NK 细胞的数目和百分比下降，活力降低，而补充维生素 A 可使 NK 细胞活性恢复到正常水平；③维生素 A 对巨噬细胞的功能有调节作用，能促进巨噬细胞活化，增强大鼠肺泡巨噬细胞功能和杀肿瘤活性，维生素 A 缺乏可导致白细胞数目减少，外周血中性粒细胞数升高；④维生素 A 是 B 淋巴细胞转化过程中的载体物质，可促进 B 淋巴细胞的活化过程，维生素 A 缺乏时，受 T 淋巴细胞调控的抗原抗体应答明显减弱；⑤维生素 A 可促进 T 辅助细胞的活化。维生素 A 缺乏可使 T 辅助细胞活化途径受损，造成 T 淋巴细胞受体水平下降或使白细胞介素（IL）- 4、IL - 5 与受体结合的位点减少，影响 IL - 1、IL - 4、IL - 5 的分泌、释放，从而破坏 T 辅助细胞介导的抗体反应。

2. 维生素 E

维生素 E 是人体必需的主要脂溶性维生素，能维持机体生物膜完整和稳定性，具有抗氧化特性，同时又是一种有效的免疫调节剂，在维持动物和人类免疫系统的正常功能中发挥关键的作用。维生素 E 可调节免疫细胞的信号传导和基因表达，改善免疫状况和提高抗感染能力。维生素 E 缺乏可减少胸腺未成熟 T 淋巴细胞的分化，导致细胞免疫功能的下降，使感染性疾病和肿瘤的发病率上升。维生素 E 缺乏还可影响抗体产生、淋巴细胞的增殖反应、吞噬细胞数目、趋化作用和杀菌能力等，而维生素 E 补充可提高抗体产生和淋巴细胞增殖，促进 T 淋巴细胞成熟，增强 T 淋巴细胞和巨噬细胞的功能。维生素 E 在一定范围内能促进免疫器官的发育，但剂量过高反而有抑制作用。它还可影响血中多形核白细胞、肺巨噬细胞、腹腔巨噬细胞的功能，进而影响吞噬细胞的吞噬、杀菌能力。补充维生素 E 的量略高于膳食供给量，可增加特异抗体应答、脾空斑形成细胞（PFC）的形成和免疫球蛋白（Ig）G 与 IgM 的血凝滴度。维生素 E 可有效预防反转录病毒引起的 IL-2 分泌抑制和 IL-6 生成增加，使 IL-2 和干扰素（IFN-γ）生成增多，也使经环磷酰胺（CTX）诱导而产生的免疫功能低下动物血中 IFN-γ 含量升高。

3. 维生素 D

近年来，作为一种新的免疫调节物质，维生素 D 与免疫功能的关系日益得到重视。维生素 D 缺乏可导致小儿易患佝偻病。佝偻病患儿往往伴有免疫功能低下，容易引起反复呼吸道感染性疾病。研究表明，维生素 D 是一种新的神经内分泌免疫调节激素，具有介导单核细胞进一步分化成熟为吞噬细胞的免疫调节作用，并能促使单核/吞噬细胞活化或调节被激活的 T 细胞产生 IL-1、2、3、6 和肿瘤坏死因子（TNF）-α、γ，增加 γ-干扰素的合成。γ-干扰素又刺激巨噬细胞产生羟化酶，生成 25-（OH）-D_3 的正反馈效应。25-（OH）-D_3 还能抑制 CD4 的表达和人体单核细胞相关病毒感染。有研究表明维生素 D 主要影响细胞免疫功能，而对体液免疫功能影响不明显。由于维生素 D 对免疫功能的影响是一种调控机制，即使轻微缺乏就足以损伤正常的免疫功能，这种免疫损伤具有可逆性和暂时性，及时补充维生素 D，免疫功能可恢复正常。

4. 维生素 C

维生素 C 参与组织正常代谢，是细胞内、外化学反应的一个电子供体（或还原剂），为体内天然的抗氧化剂，其含量高低直接影响机体生物膜结构。维生素 C 是人体免疫系统所必需的维生素，可促进淋巴母细胞生成，刺激淋巴细胞增殖反应，提高机体对外来或恶变细胞的识别和吞噬，还可提高吞噬细胞的活性。健康人服用维生素 C 可增强循环血中性粒细胞的趋化性，改善免疫功能异常者中性粒细胞的移动和杀菌功能。饮食中缺乏维生素 C 可使血清中白细胞水平明显下降，低维生素 C 摄入可明显抑制迟发型超敏反应。此外，脱氢维生素 C 可使免疫球蛋白合成过程中肽键分子中两个半胱氨酸残基的巯基（化学键 SH）氧化形成二硫键，从而促进免疫球蛋白的合成，适宜的维生素 C 摄入量能增加抗体产生。维生素 C 还可以提高 C1 补体酯酶活性，增加补体 C3 产生，还能促进干扰素产生。

5. 维生素 B_6

维生素 B_6 对动物和人的免疫系统都有影响。缺乏维生素 B_6 的动物的细胞免疫反应受损，可使 CD4 细胞数目减少，加速疾病进展。缺乏维生素 B_6 还可明显抑制血清蛋白依赖抗体（IgE、IgG1、IgG_{2a}）的产生，并可能损害 DNA 的合成，这个过程对维持免疫功能是重要的。另有报道，用维生素 B_6 拮抗剂可减少机体细胞某些免疫因子的产生，证明维生素 B_6 在机体免疫反应系统中作为必需的辅助因子对机体整体免疫状态有保护作用。

6. 维生素 B_2

与维生素 A、维生素 E 同免疫关系的研究相比，近年来对维生素 B_2 与免疫功能关系的研究较少。维生素 B_2 是黄素单核苷酸（FMN）和腺嘌呤黄素二核苷酸（FAD）的前体，具有强氧化剂活性，同维生素 E、维

外科疾病的营养支持

生素 C 一样，对维持免疫功能有益。临床可见反复呼吸道感染患儿血清维生素 B_2 水平下降，经 β-胡萝卜素治疗后，维生素 B_2 水平正常，免疫功能增强。

2.16.4 微量元素与免疫功能

微量元素是指在正常情况下，体内的含量不超过体重 0.01% 的元素。微量元素体内含量虽少，但它们在生命活动过程中却起着广泛而重要的作用。机体内的微量元素不仅与新陈代谢的关系十分密切，而且还与免疫功能有关。在微量元素中，与免疫的关系较明确的有铁、锌和硒。

1. 铁

铁与免疫关系的研究已有半个多世纪。铁是人体必需的微量元素，又是较易缺乏的营养素，铁缺乏特别多见于儿童与生育期妇女。铁缺乏主要影响机体细胞免疫功能，表现为：①胸腺萎缩，胸腺的重量减轻，体积变小，胸腺内淋巴组织分化不良，不成熟的 T 淋巴细胞增多；②外周血中的 T 淋巴细胞明显减少，包括静止期与活动期的细胞均减少，同时 T 细胞对有丝分裂原或抗原诱导的增殖反应降低，并且 T 淋巴细胞产生的淋巴因子减少，对肿瘤细胞的杀伤能力明显下降；③吞噬细胞的杀菌活性降低，虽然中性粒细胞的吞噬能力未受影响，但杀菌能力下降。

2. 锌

锌对维持免疫系统的正常发育和功能有重要作用。临床上锌缺乏常伴随蛋白质-热能营养不良而存在，因此锌缺乏对免疫系统的影响十分迅速而且明显，对免疫器官、细胞免疫、体液免疫及免疫网络的相互作用均有影响。锌缺乏引起的免疫功能低下包括：①胸腺萎缩和皮质区 T 淋巴细胞稀少，胸腺素水平降低；②T 细胞功能障碍和吞噬细胞功能异常，淋巴细胞凋亡增多；③巨噬细胞杀菌能力受损。此外，锌缺乏时常伴有皮肤黏膜损害，致使屏障功能下降。还应特别注意的是锌过量也可导致 T 细胞和吞噬细胞功能异常。

3. 硒

硒具有广泛的免疫调节作用。食物中补充适当剂量的硒，能增强抗体对抗原的应答反应，促进淋巴细胞的增殖，使参与免疫应答的淋巴细胞数目增多，从而增强了机体对感染的抵抗力。硒还能提高 NK 细胞对肿瘤的杀伤力。

2.16.5　脂肪酸与免疫功能

脂肪酸有重要的免疫调节作用，特别是不饱和脂肪酸对疾病的发生和肿瘤的生长有明显的抑制作用。脂肪酸对免疫功能的影响主要表现为：①促进抗体的产生和抗体对抗原的应答反应；②增强淋巴细胞的增殖和分化，使体内淋巴细胞的数量和 T 辅助性细胞对

T抑制性细胞的比例升高；③提高免疫细胞介导的细胞毒作用，即免疫细胞释放细胞毒素，溶解并致死靶细胞（如病毒感染细胞、肿瘤细胞）的作用；④促进细胞因子的产生。

创伤、感染等应激反应，可致机体的体液及细胞免疫系统产生损害，如中性粒细胞的杀菌功能受抑制，调理吞噬作用受损，巨噬细胞功能改变，循环中免疫球蛋白（Ig G、Ig A、Ig M）水平下降，T淋巴细胞丝裂原反应及淋巴因子介导的反应均显著减弱，以及抗原提呈能力受损等。研究表明，膳食鱼油或静脉营养中添加 n-3 多不饱和脂肪酸（PUFA）可避免这些免疫功能的损伤，增加机体抗应激和抗感染能力。

2.16.6 核苷酸与免疫功能

核苷酸包括嘌呤核苷酸和嘧啶核苷酸，是核酸在体内的代谢产物，是组成各种细胞的必需成分。目前，核苷酸饮食已是发达国家较重视的饮食方案之一，可使体内核苷酸生成量增加，并反馈抑制耗能较高的从头合成途径，在衰老和能量生成障碍时尤其重要。饮食核苷酸是维持机体处于正常免疫状态的必需物质，补充外源性核苷酸不仅可以增强机体的免疫功能，有助于维持细胞和体液免疫应答，而且还能部分解除免疫抑制。无核苷酸饮食将导致机体免疫功能低下和免疫缺陷，而补充核苷酸可以逆转营养不良、饥饿、应激所诱导的免疫抑制。

核苷酸对免疫系统的影响主要有：①促进骨髓和腘窝淋巴结增殖，增加抗体和 INF - γ 的生成；②促进机体对化学抗原、细菌抗原等引起的迟发型超敏反应强度；③增强巨噬细胞的吞噬功能；④增加 NK 细胞活性；⑤促进脾淋巴细胞及骨髓细胞 IL - 2 产生；⑥解除营养不良和饥饿诱导的免疫抑制并使其恢复至正常状态，而补充蛋白质则不能起到类似的作用。

2.16.7　植物多糖与免疫功能

多糖是由单糖之间脱水形成糖苷键，并以糖苷键线性或分支连接而成的链状聚合物。一般将少于 10 个单糖的糖链称为寡糖，多于 10 个单糖的糖链则称为多糖。自然界中，多糖类化合物广泛存在于动物、植物和微生物中。作为生命物质的组成成分之一，它广泛参与细胞的各种生命现象及生理过程的调节，如免疫细胞间信息的传递与感受、细胞的转化、分裂及再生等活动。多糖种类繁多，但由于组成及结构不同，其理化特点及生物活性也各不相同。有些多糖（如淀粉、果胶、纤维素等）早已成为人类日常生活的重要组成部分，是一类重要的经济原料，对动物不具有特异生物活性。但另外一些非淀粉多糖类物质种类繁多、结构复杂，具有特殊生物活性，现已发现、分离和提取的就有数百种之多。近年来研究较多的主要有：①菌类多糖，如云芝多糖、灵芝多糖、猪苓多糖、茯苓多糖、银耳多糖、香菇多糖等；②五加科植物多糖，如人参多糖、刺五加多糖等；③豆科植物多糖，如黄芪多糖等；④茄科植物多糖，如枸杞多糖等；⑤其他多糖，如鼠李科植物多糖、蓼科植物多糖、桔梗科植物多糖、玄参科植物多糖等。

非淀粉多糖在肠道内可被厌氧菌酵解，产生的短链脂肪酸（乙酸、丙酸、丁酸）对小肠和结肠黏膜均有营养作用，可促进黏膜细胞增殖，维护肠屏障功能，减少细菌和毒素易位。大量药理及临床研究表明，多糖类化合物是一种免疫调节剂，它能激活免疫受体、提高机体的免疫功能，在用于癌症的辅助治疗时，具有毒副作用小、安全性高、抑瘤效果好等优点。多糖能在多条途径、多个层面对免疫系统发挥调节作用。大量免疫实验证明多糖不仅能激活 T 淋巴细胞、B 淋巴细胞、巨噬细胞、NK 细胞等免疫细胞，还能活化补体，促进细胞因子生成，对免疫系统发挥多方面的调节作用。

2.16.8　黄酮类化合物与免疫功能

黄酮类化合物又称生物黄酮，是一类广泛分布于植物体内的低分子多酚类物质，现已确认的有 4000～5000 种，其中包括芦丁、茶多酚、大豆异黄酮、橙皮苷和槲皮素等。黄酮类化合物具有广泛的生物学作用，例如清除自由基、抗氧化、抗癌、抗菌、抗过敏、抗病毒等。近年的研究显示黄酮类化合物还具有调节免疫功能的作用，主要表现为：①促进淋巴细胞的转化和增殖，增强淋巴细胞的功能；②影响细胞因子的分泌；③提高抗体水平。

2.16.9　生物活性肽与免疫功能

生物活性肽，简称活性肽、功能肽，是指对生物机体的生命活动有益或具有生理作用的肽类化合物，是氨基酸以不同组成和排列方式构成的，从二肽到复杂的线性、环形结构的不同肽类的总称，且这些肽类可通过磷酸化、糖基化或酰基化被修饰，也是源于蛋白质的多功能化合物。现代研究显示生物活性肽具有多种多样的生理活性，如激素作用、免疫调节、抗血栓、抗高血压、调节血糖、降胆固醇、抑制细菌和病毒、抗癌作用、抗氧化作用、改善矿物质的吸收和运输、促进生长等。

人们习惯上把许多具有免疫调节作用的天然生物活性肽称为免疫调节肽或免疫活性肽。免疫调节肽有内源性和外源性两种，外源性免疫活性肽主要来自于人乳和牛乳中的酪蛋白、海洋生物蛋白、细菌和其他微生物等。免疫调节肽具有多方面的功能，它不仅能增强机体的免疫能力，起到免疫调节作用，还能刺激机体淋巴细胞的增殖和增强巨噬细胞的吞噬能力，提高机体对外界病原物质的抵抗能力。

外科疾病的营养支持原则

3.1 外科疾病的营养代谢特点

外科疾病是具有相似致病因素和临床特征的一大类疾病的总称，引发外科疾病的致病因素种类很多，一般可包括物理因素（如外力、高温、低温、电流等）、化学因素（如强酸、强碱、农药、一氧化碳等）、生物因素（如细菌、病毒、支原体、寄生虫等）、营养因素（如营养素缺乏或过量等）、免疫因素（如自身免疫、变态反应等）、遗传和先天因素（如遗传易感性、先天畸形等）以及社会心理因素等。外科疾病的临床特征主要表现为损伤、感染、肿瘤或肿块、畸形以及其他（如梗阻、结石、静脉曲张等）表现。外科疾病一般需要通过手术或特殊手法进行治疗，然而手术本身在满足治疗需要的同时，也会给机体带来相应的创伤应激，导致体内内分泌及代谢发生一系列改变。此类应激反应可促进机体的损伤修复；增强抵抗力，提供生存所必需的营养物质；但如果应激过度，又会导致机体内环境失衡、全身代谢异常、组织过度消耗和器官功能障碍等，以致影响预后，甚至危及生命。据报道，在外科死亡病例中，至少有 10％～30％是直接或间接死于营养缺乏，术前体重下降 20％可导致 30％病死率；体重下降 50％，病死率几乎为 100％，因此，营养支持是外科患者治疗的一个重要组成部分。

在应激状态下，通常合并疼痛、感染、饥饿、失血和失液等多种应激因素，因此会使机体代谢反应变得更为紊乱和复杂，主要表现为以下几个方面。

3.1.1 饥饿状态下的营养代谢变化

许多外科疾病本身或外科手术、特殊检查和治疗时往往需要对患者的饮食进行控制，例如禁食是许多外科手术前后经常需要采用的一种措施。在禁食过程中，当人体摄入营养物质不能满足维持机体各种代谢要求的最低需要量时便出现饥饿，此时机体会对代谢进行相应的调整以适应这一过程。与创伤一样，饥饿对机体也是一种应激，特别是遭受外科创伤的患者，往往伴随不同程度的饥饿。由于一切生物体都需要消耗能量以维持生命，因此能量代谢的改变是饥饿状态下最主要的代谢变化。

饥饿时，机体缺乏外源性能源物质补充，但基本的生命代谢活动仍然在进行。与此情况相适应，体内将发生一系列神经内分泌系统的变化和代谢变化，机体动员自身储存脂肪、糖原及具有功能的蛋白质作为能量来源，目的在于尽可能地维持正常的生命活动。人体能量的主要储存形式是脂肪。全身组织，除脑和血液中的红细胞外，约 50％的能量是由脂肪转化提供的。

短期禁食（1～3 天）时，机体所需能量约 85％来自于脂肪，1g 三酰甘油可氧化产生 37.7kJ（9kcal）的能量，但机体的脂肪组织中仅 2/3 可用于消耗供能，当人体脂肪少于应有脂肪的 1/3 时将会危及生命。饥饿时蛋白质也可被动员提供能量，1g 蛋白质可产生能量约 16.7kJ（4kcal），但是由于机体没有作为能量储备的蛋白质，因此蛋白质消耗必然伴随着某种功能的丧失。一个正常男性体内约含有 11kg 蛋白质，但其中能用于消耗的不超过 50％，消耗过多则会导致死亡。而且机体能动员的蛋白质也十分有限，即便是有限的损失也会给机体带来不良影响。另外，蛋白质的分解代谢产物增多会加重机体负担，进一步削弱人体抵抗力。膳食能量有节约蛋白质的作用，能量供给不足，蛋白质将氧化用于供能。供给氮 7～8g，逐步增加能量时，氮损失就减少，因而在营养支持时必须注意提供足够的能量。除脂肪和蛋白质外，储存于肝及肌肉中的肝糖原和肌糖原也为能量代谢提供原料，1g 葡萄糖可提供能量约 16.7kJ（4kcal），但是体内的糖原储备仅 400～500g，在饥饿时很快便被消耗尽，因此糖原不是长期饥饿时的供能物质。

短期饥饿状态下，伴随机体能量代谢的改变，许多生理生化过程也会发生相应的改变，例如，①肌肉组织释放氨基酸的速度加快，主要为丙氨酸、谷氨酰胺和支链氨基酸，用于糖异生供能和提供蛋白质合成原料；②糖异生作用加强，维持血中葡萄糖水平；③脂肪动员增加，酮体生成增加，血浆甘油和脂肪酸水平升高；④组织中葡萄糖利用能力下降。

长期禁食（1周以上）时，机体为维持生命需要，会对整个代谢过程进行调整，逐步减缓或停止不必要的代谢，仅维持与生命活动密切相关的代谢过程。此时，①脂肪进一步动员进行氧化供能，血中酮体水平升高；②肌肉蛋白质分解减少，释放氨基酸减少；③尿素氮排出减少，尿氨排出增加。这些代谢的改变主要通过机体神经内分泌系统功能的改变进行调节如下：①儿茶酚胺类激素和胰高血糖素分泌增加，加速肝糖原分解，同时胰高血糖素还促进糖异生过程；②生长激素分泌增加，加速脂肪水解，释放游离脂肪酸，增加酮体的生成，抑制肌肉组织利用葡萄糖，促进糖异生过程，从而升高血糖；③甲状腺素 T_3 降低，T_4 升高，机体总代谢率下降；④糖皮质激素升高，加速肌肉蛋白质分解释放氨基酸，并促进糖异生作用。

3.1.2 创伤应激状态下的营养代谢变化

3.1.2.1 神经内分泌的变化

1. 儿茶酚胺类激素和促肾上腺皮质激素分泌增加

在外科创伤后的早期，应激因素的刺激会引发机体中枢神经系统的适应性改变，进而导致一系列神经、体液的变化。创伤时，一方面由于疼痛的刺激和精神因素，交感-肾上腺髓质系统兴奋，神经末梢及肾上腺髓质分泌大量的去甲肾上腺素和肾上腺素；另一方面，下丘脑分泌肽类激素，如促肾上腺皮质激素、甲状腺素和生长激素的浓度升高；另外，抗利尿激素的分泌也增加。

儿茶酚胺类激素可强烈地抑制胰岛 B 细胞分泌的胰岛素，还可与糖皮质激素相协同促使胰岛 A 细胞分泌胰高血糖素，导致胰岛素缺乏和胰岛素阻抗的现象，其结果是肝糖原分解加速，糖异生增强和糖利用下降，临床表现为血糖浓度升高。在儿茶酚胺、糖皮质激素和胰高血糖素等的共同作用下，脂肪组织动员加速，血中游离脂肪酸和三酰甘油浓度升高，糖皮质激素促进外周蛋白质分解成氨基酸，并在肝中参与糖异生。

2. 生长激素和甲状腺素水平的变化

在外科创伤应激时，尚有生长激素、甲状腺素、神经垂体激素等激素水平的变化。其中，生长激素的增加除了会促进胰高血糖素分泌、加速脂肪水解、促进糖异生外，还可刺激蛋白质的合成，对于损伤组织的修复和免疫力的增强有重要意义。

甲状腺素的代谢则受到上述诸多激素水平的共同影响，在应激状态下，血中三碘甲腺原氨酸水平降低，导致机体的代谢率下降，氧耗量减少，这对于创伤应激期的高分解和高消耗起到了保护作用。

3.1.2.2 营养代谢的特点

外科创伤时，神经内分泌的变化导致机体产生对应激的适应性代谢反应，糖、脂肪和蛋白质不断进行着分解与合成，竭力为组织修复与生命维持提供能量和原料，但与此同时代谢紊乱也会带来一些不良后果。创伤应激发生时，在内、外环境多种因素作用下，机体代谢处于严重紊乱状态，以分解代谢为特征，同时伴有不同程度的合成代谢。其反应强度和持续时间因创伤的程度而异。在无并发症时，此紊乱状态可持续2～5天，一般10天左右体内分泌激素逐渐恢复正常，分解代谢激素释放减少，合成代谢激素分泌增强。此时蛋白质合成增加，尿氮排出减少，进而出现正氮平衡，同时体脂缓慢恢复，水盐代谢也趋于平衡。创伤应激时的营养代谢改变主要体现为以下几个方面。

1. 能量代谢的变化

在创伤应激时，机体通常处于高分解的代谢状态，心排血量、氧耗量和二氧化碳生成均增加。由于体温上升、蛋白质分解加速和脂肪氧化，静息能量消耗也会增加。研究表明，创伤应激时机体静息能量消耗增加的程度与疾病的严重程度和持续时间有关。对无并发症的择期手术的患者而言，术后其机体能量消耗可能增加约10％，也可能不增加；严重创伤尤其是合并感染时，能量消耗可增加20％～50％，而在严重烧伤时，能量消耗甚至可增加达100％。

不过一些新近的研究也发现，并非所有的创伤应激患者代谢率都会升高的。对于合并感染性休克或多器官功能衰竭的患者来说，能量消耗却是下降的；一些药物如镇静剂的使用也会降低代谢；在外科创伤应激时，患者常伴有饥饿的发生，而饥饿状态下能量消耗可能降低40％，进而影响机体总能量的代谢。

2. 蛋白质代谢的变化

①机体蛋白质分解增加：创伤患者在分解代谢激素的作用下，机体内脏及肌肉蛋白质的分解增加，并且以骨骼肌蛋白的分解为主，如肌肉群体积下降，呼吸肌无力，易导致肺部感染和肺功能的衰竭。肌肉组织的消耗一方面是在体内糖原储备耗尽后，通过糖异生途径合成能量来源，另一方面是可提供短肽和氨基酸作为肝和免疫细胞合成蛋白质的原料，其中包括合成急性期反应蛋白和代谢所需的各种蛋白质。这为机体适应创伤应激，加快恢复进程起了重要作用。但是肌肉蛋白质的持续大量消耗也为创伤患者带来了严重的不良影响。

②负氮平衡：与单纯饥饿引起的氮丢失不同，饥饿时氮的丢失较少，是以蛋白质合成代谢减弱为主，而分解代谢增加不明显。在创伤应激状态下，机体蛋白质的更新加快，合成与分解代谢均增加，但以分解代谢为特征，分解大于合成，结果表现为净蛋白的丢失，尿氮排除增加，进而表现出负氮平衡。

③贫血和低蛋白血症：体内蛋白质都存在于一定的组织结构中，发挥着一定的生理功能。当发生损伤应激时，机体蛋白质的丢失、消耗就意味着其功能的丧失。血红蛋白和血浆蛋白含量的降低，就表现为贫血和低蛋白血症，将导致循环血容量减少以期达到维持血红蛋白和血浆蛋白浓度接近正常水平。其结果是，机体对手术和麻醉的耐受力大大降低，容易出现低血容量性休克；血浆清蛋白的含量降低，血浆渗透压也随之下降，易出现营养不良性水肿，伤口水肿、再加上组织修复蛋白合成不足，即可妨碍创口愈合。

④免疫功能下降：免疫功能下降，易发生感染。表现在免疫细胞合成不足、功能减弱，抗体、补体等合成减少等。

⑤血浆氨基酸谱异常：创伤后，机体血浆氨基酸谱也会出现异常。在创伤的早期，由于蛋白质大量分解，血浆氨基酸浓度会有短暂升高；但在糖原储备耗尽，生糖氨基酸因参加肝糖异生过程而大量消耗后，血浆氨基酸浓度便开始下降。创伤后谷氨酰胺是氮源

的主要载体。它对机体蛋白合成、免疫功能和肠黏膜完整性的维持都有着重要的作用。丙氨酸被肝吸收后转化为葡萄糖，经肌肉摄取后进入葡萄糖-丙氨酸循环。值得注意的还有支链氨基酸，创伤后由于肌肉蛋白质分解增加，支链氨基酸在组织及血中的浓度往往升高。支链氨基酸主要在肌肉而不是在肝中氧化代谢，是糖异生的主要原料，为骨骼肌提供能源，也是丙氨酸、谷氨酰胺合成的底物，因此在减少肌肉蛋白质分解、促进合成方面颇为有益。

3. 糖代谢的变化

高血糖是创伤机体的另一重要代谢特征，它包括葡萄糖生成增加和外周组织的葡萄糖的利用障碍。研究发现，在肝糖原耗尽后，肌糖原分解和无氧糖酵解增加，产生大量乳酸；脂肪分解生成的甘油增多；蛋白质代谢产生大量丙氨酸，均为肝糖异生提供了充足的底物。而胰高血糖素、糖皮质激素、儿茶酚胺等分解代谢激素抑制了胰岛素分泌，并导致外周组织的胰岛素抵抗，使得组织细胞对葡萄糖的利用发生障碍。正常情况下，机体存在反馈机制，血糖升高及外源性葡萄糖输入可使肝停止输出葡萄糖，抑制葡萄糖-丙氨酸循环，而创伤后此反馈机制会减弱。

4. 脂肪代谢的变化

发生创伤应激时，脂肪组织作为高能物质和机体的重要能源储备被紧急动员以适应能量需求。在肾上腺素、胰高血糖素、糖皮质激素、生长激素等的协同作用下，脂肪分解代谢增加，氧化增加，而合成代谢下降。血中游离甘油及脂肪酸浓度升高，甘油被肝摄取进行糖异生，脂肪酸则在骨骼肌等外周组织中氧化供能。此外，脂肪产生的酮体也是创伤时的重要能源。

有研究报道，无并发症的损伤患者70％～80％的能量需求来源于脂肪。由于血浆游离脂肪酸水平升高可抑制糖酵解和丙酮酸氧化，减少糖异生，抑制蛋白质分解和保存机体蛋白质，因此脂肪组织的分解代谢有利于提高患者对创伤应激的耐受力。还发现，相比饥饿时每日消耗脂肪仅为75～100g，一般创伤患者每日可消耗约200g脂肪，而严重烧伤患者每日消耗可高达450g。

5. 水、电解质代谢的变化

如前所述，创伤后抗利尿激素以及醛固醇等盐皮质激素释放增加，导致肾水、钠排出减少，而排钾增多，表现为水钠潴留和低钾血症。同时，由于脂肪、蛋白质氧化，内生水生成增多，进而导致组织水肿，表现为细胞外液体积增加而细胞内液减少，血液稀释。由于钠潴留不及水潴留明显，同时伴随钠补充不足和经创面丢失，故可能出现低钠血症。创伤后由于大量细胞破坏所释放出的细胞内钾经肾排出，此种丢失与蛋白质分解代谢有关，受尿氮量、创伤程度和持续时间影响。在创伤早期，每天尿钾排出可达70～

90mmol/d，以后逐步减少，到正氮平衡出现前可恢复。钠潴留同时伴随氯潴留，另外锌、镁、硫、磷等的排出也相应增加。

3.1.3 感染时的营养代谢变化

感染是一个复杂的病理反应过程，当微生物侵入机体后，会与机体免疫系统发生相互作用，从而引发一系列局部或全身的炎症反应，导致感染的发生。感染是外科疾病的另一个常见并发症状，约 1/3～1/2 的外科疾病患者会伴有感染症状。外科感染一般可以分为：①一般感染，如疖、痈、蜂窝织炎、脓肿、急性阑尾炎、急性胆囊炎、急性骨髓炎等；②特异性感染，如结核病、破伤风、气性坏疽等；③发生在手术伤口、创伤或其邻近的感染，如伤口化脓、伤口蜂窝织炎等；④手术后在远离伤口部位组织的感染，如膈下脓肿、盆腔脓肿等；⑤在器械检查或插管后发生的感染等。

感染状态下，机体的代谢会发生相应的改变，主要表现为下列几个方面。

1. 能量代谢变化

感染常常伴有发热，可以使机体代谢加快，因此感染时机体处于高代谢状态，基础代谢率可以增加 50%～150% 左右。另外，感染还会导致胃肠道功能紊乱，引发营养素消化、吸收障碍，造成机体能量和蛋白质等供给缺乏。同样，感染也是一种应激因素，也会引起应激状态下内分泌系统的一些改变，儿茶酚胺和胰高血糖素分泌增加，糖原分解和糖异生增强，机体容易出现高血糖，而且周围组织中过多的儿茶酚胺会拮抗胰岛素的作用，使葡萄糖利用受到限制，进一步加重能量供应的不足。

2. 蛋白质代谢变化

因为感染时能量供应不足，所以机体动员蛋白质分解，造成机体蛋白质下降，将影响创伤组织的修复和愈合，伤口愈合不良、免疫功能下降、营养不良等又可以加重感染的发生和发展，从而形成恶性循环。

3.2 围术期患者的营养支持

围术期是指从确定手术治疗时起，直至与这次手术有关的所有治疗基本结束的一段时期。即以手术治疗为中心的包括手术前、手术中和手术后的一段时间。20%～40%的外科住院患者有营养不良，尤其是消耗性疾病或慢性病患者，往往在手术前就存在着一定程度的营养不良。同时，外科手术本身作为对机体的创伤可引起一系列的应激反应，导致内分泌及代谢改变，消耗体内营养储备和降低抗感染能力。因此，通过适当的围术期营养和代谢支持，及时改善患者的营养状况，增加机体营养素储备，满足体内营养需求，对降低术后并发症发生率和手术死亡率具有重要意义。

3.2.1　手术前

　　疾病本身以及应激因素造成的营养素摄入不足和丢失及消耗增加、消化吸收障碍、机体对营养素的需要量增加等是引起手术前营养不良的主要原因。近年来，经过多中心、大样本的前瞻性观察，围术期营养支持对降低手术死亡率和并发症发生率的效果已为临床医师所认识，并认为手术前纠正营养不良的效果优于手术后营养支持。研究认为，术前营养不良可导致患者出现低蛋白血症，体液和细胞免疫功能障碍，组织修复能力下降，延缓术后伤口愈合，增加机体对感染的易感性及并发症发生率，并延长住院时间，增加住院费用。早在 1956 年人们就发现，营养较好的患者术后死亡率仅 3.5％，术前体重丢失超过 20％的胃溃疡患者，其术后死亡率高达 33％。因此适当的术前营养和代谢支持具有重要意义。

1. 手术前营养支持的指征、时机和途径

　　并非所有的手术前患者都需要营养支持，只有明显营养不良的患者需要额外补充，而轻度营养不良的患者和手术创伤不严重者不需给予。很明显，对那些长期进食不足或不能进食的重症患者，营养物质补充至关重要。如外伤、严重感染或重症胰腺炎患者，患病后很快出现营养不良，术前准备的等待时间过长也可加重营养不良的程度。相反，对于那些术前营养状况良好，患病时间不长的急性患者或接受简单择期手术的患者，机体完全能够耐受轻度或短期的营养素不足，而不致影响术后恢复，而且对此类患者进行额外营养补充可能有害无益。

然而，在临床实践中，手术前是否给予营养支持很难判定。为了避免不适当的营养支持所带来的浪费和其他负面影响，一套切实可行的营养状况评价指标十分必要。对外科患者的营养状况评定，国内外诸多学者曾提出过许多指标及方法，但这些方法过于简单或复杂，可操作性差，不适用于临床。因此不少学者提出了综合评定的方法，他们常将人体测量、血浆蛋白以及氮平衡等作为评估参数。综合各种研究，有人提出营养支持的指征为：①因抗癌治疗（放、化疗）而致恶心、呕吐、厌食，不能摄取足够营养素；②中、重度营养不良，血浆清蛋白水平低于 35g/L，或 3 个月内体重丢失超过 5kg，或营养不良指数（NRI）低于 85；③处于严重应激状态，合并肠瘘、胃肠功能障碍、重症感染等并发症；④手术前、手术后辅助化疗；⑤经消化道摄食不能满足营养需要超过 7 天。

手术前营养支持时间：一般来讲为 7～14 天，如果患者情况差，可予适当延长。对于术前已不能正常进食者，更应争取足够时间以补充营养素。

外科患者手术前的营养不良可能由胃肠功能障碍、食欲不振、腹泻、消化道部分梗阻或营养素丢失过多等造成。因此，手术前营养支持的途径可根据患者的情况而定。当胃肠功能健全或尚有部分功能时，仍应首先应用肠内营养。肠内营养多采用鼻－胃管或鼻－肠管灌注不同配方的营养液，这应根据患者的胃肠功能而定。如果出现胃肠功能障碍较重或患者不能耐受经肠营养，则可加用肠外营养以补充营养素供给的不足。当肠道仍有部分功能存在时，还应尽可能从肠道供给一部分，以达到刺激肠道运动，维持肠黏膜屏障功能，减少肠内细菌、内毒素异位，促进门脉循环、激素分泌与免疫功能等作用。

总之，选择营养支持的原则是：①根据患者的具体情况来选择最适合的营养支持途径；②安全、有效、价廉；③肠内途径为首选，不足者辅以肠外途径；④营养良好或轻度营养不良以及可自然饮食者，无需特殊营养支持。

2. 营养需求和供给

手术前就存在营养不良的患者，首先应该查明发生营养不良的原因，尽力纠正原发病因；其次，根据营养状况评定，明确是何种营养物质缺乏，根据具体情况进行相应补充。

（1）能量、糖：外科手术必然引起机体产生应激反应，给予患者适量的能量饮食可使机体获得足够的能量储备，满足术中、术后能量消耗，还可减少手术应激带来的蛋白质损耗，有利于创伤组织修复。能量

外科疾病的营养支持

供应量应该根据测得的实际能量消耗值来定。在临床上，为方便起见，也可根据基础代谢率来估算。一般卧床患者或仅有轻微活动的患者，供给的能量不应超过基础代谢需要量的110％；对于能进行一般活动的患者，供给基础代谢需要量的120％～125％即可；而对于发热患者，体温每升高1℃，增加补充基础代谢需要量的13％。另外，摄入能量不宜过多，以免引起肥胖，而对于手术和恢复产生不利影响。充足的糖饮食不仅可供给充足的能量，还能促进肝糖原合成和贮备，防止发生低血糖，并且保护肝细胞免受麻醉剂损害。糖供能一般应占总能量的65％。

（2）蛋白质：蛋白质不仅是组织生长、更新和修复的必需物质，也是维持正常代谢反应和血浆渗透压的重要物质。外科患者常因食欲不振、肝功能合成障碍、摄入量减少以及消耗增加导致蛋白质缺乏，出现血浆蛋白下降和负氮平衡，引起营养不良性水肿，对术后伤口愈合及病情恢复不利。而充足的蛋白质饮食摄入，可纠正病程长引起的蛋白质过度消耗，减少并发症，促进伤口愈合和组织修复，防止水肿发生，增强机体抗感染能力和手术耐受力，保护组织器官功能，缩短术后恢复时间。因此，必须供给外科患者充足的蛋白质。一般机体蛋白质的最低需要量为35g/d，但营养不良时应按100～150g/d供给，或给予1.5～2 g/(kg·d)，其中50％以上应是优质蛋白。

（3）维生素：维生素是人体必不可少的，各种维生素充足供给可对创面愈合产生促进作用。人体维生素 A 主要来源于动物性食物和植物中的胡萝卜素，它有抗呼吸系统感染、维持免疫系统功能、促进组织新生、加速伤口愈合的作用。我国成人维生素 A 需要量男性为 $800\mu g/d$（视黄醇当量）、女性为 $700\mu g/d$（视黄醇当量）。维生素 C 可降低毛细血管通透性，减少出血，促进组织再生及伤口愈合。我国成人维生素 C 需要量为 $100mg/d$。维生素 K 主要参与凝血过程，促进凝血酶原合成、维持凝血功能，减少术中及术后出血。B 族维生素与糖代谢关系密切，缺乏时引起代谢障碍，伤口愈合和失血耐受力均受到影响。维生素 B_1 是促进糖代谢、维持神经功能不可缺少的物质，需要量为 $5\sim10mg/d$。维生素 B_2 有保护黏膜的作用，用量为 $5\sim30mg/d$。维生素 D 可促进钙、磷吸收，有助于骨骼生长、恢复。

当然维生素也并非多多益善。过量服用维生素，反而可能会对机体产生有害作用。如进食大量维生素 A，可造成急性中毒；过量服用维生素 C，可使胃酸分泌增多，易患消化性溃疡，可能削弱机体免疫力，机体内的维生素 C 还会转为草酸，诱发尿路结石；服用维生素 D 过多则会产生"高钙尿症"。

（4）水分补充：术前充足的水分不仅可以预防脱水发生，还可起到扩充血容量、稀释血液、减少术中失血、增强手术耐受力的作用。对于心、肾功能良好，不要求限制液体补充的患者，每日饮水可达 2L，经口摄入不足，可通过静脉输入。对于合并心、肾功能障碍或要求限制水分摄入的患者，应控制饮水量；而对于循环功能低下或水肿、腹水患者，则应进行脱水治疗。

3. 手术前患者的营养需求

（1）胃肠道手术：对胃肠道手术患者，应保证能量及各种营养素的供给。术前 3～5 天给予少渣半流质饮食，术前 1～2 天给予流质饮食，也可在术前 5 天给要素膳，这样可避免因流质饮食引起营养不足，又减少了食物残渣及肠道粪便积聚和细菌数量，降低术后感染。术前 1 天晚上禁食，4 小时开始禁水，以防止麻醉或手术过程呕吐或并发吸入性肺炎。

（2）高血压：使用降压药物治疗的同时，应给予低盐、低胆固醇饮食，待血压控制到一定程度（并不要求降至正常）再手术，以防术中出血过多。

（3）贫血和低蛋白血症：应及时进行输血，补充血浆及清蛋白，还应通过饮食给予足够蛋白质及能量，争取在纠正之后手术。

（4）糖尿病：除给予胰岛素治疗外，术前应调整饮食结构，按糖尿病饮食要求供给，尽量在血糖接近正常水平、尿糖定性转阴后手术。

（5）肝功能不全：术前应通过各种途径尽力改善全身营养状况，增加肝糖原储备。可少量多次输入新鲜血液，纠正贫血，增强凝血功能；还可输入清蛋白液，改善血浆蛋白水平。饮食上应给予高能量、高蛋白质、低脂肪饮食，充分补充各种维生素，促进肝细胞再生，恢复肝功能，增强抵抗力。

（6）癌症：癌症患者有其特殊的营养状况，而且一般所受手术对身体打击较大。因此，手术前给患者良好的饮食，使其有较好的体质以保证手术顺利进行，是促进术后患者康复的必要条件。对于较消瘦的患者，要给予高能量、高蛋白质、高维生素膳食，使患者能在短期内增加体重；对于较肥胖的患者，要给予优质蛋白质、低脂肪膳食，以储存部分蛋白质并消耗体内脂肪，因为体脂过多会影响伤口愈合。对于不同部位的肿瘤患者，亦要有针对性地安排膳食，如肝、胆、胰肿瘤的患者要用低脂肪膳食，而胃肠道肿瘤患者术前要尽量安排少渣流质或半流质饮食，以减少胃肠道内残渣。

3.2.2 手术后

在手术创伤的打击下，机体处于严重应激状态，产生一系列神经内分泌变化和全身代谢反应，导致内环境稳态失衡，糖、脂肪和蛋白质代谢紊乱。这种反应以高代谢，尤其是高分解代谢为特征，一方面动员储备，修复损伤；另一方面，由于大量应激激素和细胞毒性因子分泌到血液中，导致组织细胞损害和功能丧失，并促进机体大量消耗糖原、脂肪储备和肌肉、内脏蛋白作为能量来源，进而造成机体营养障碍，如贫血、低蛋白血症、营养不良性水肿、维生素和微量元素缺乏等。如果进一步发展，将影响细胞代谢、生理功能，降低机体免疫力，导致器官功能障碍，甚至危及生命。事实上，许多外科手术患者最终并非死于疾病本身，而是由于得不到足够的营养素补充而死于全身消耗衰竭。

近三十年来，临床营养学的飞速发展已使其成为现代医学科学的重要组成部分，外科营养支持，尤其是手术后营养支持在临床上的广泛应用改变了无数患者的命运，也越来越被临床医生所重视，至今已成为现代外科治疗中不可或缺的组成部分。众所周知，合理的营养支持对于改善术后应激状态下患者的营养不良状况、减少蛋白质丢失、增强免疫力、促进修复和维持器官功能具有重要作用。特别是对某些重症或经历大手术的患者，营养支持的效果确切而显著，如肠外瘘、短肠综合征、重症急性胰腺炎患者。

1. 手术后患者的代谢变化

手术后营养支持的主要目的是补充患者维持正常生命活动的营养需要，调节电解质平衡，促进机体的恢复。手术后由于应激反应，机体儿茶酚胺、甲状腺素、生长激素、糖皮质激素等的浓度均升高，引起物质代谢产生相应变化。①能量代谢：手术后患者能量消耗明显增加，尤其是合并严重感染的患者，能量需求可增加 50％。对于没有并发症的患者，此过程可能持续 5～6 天。初期能量消耗来自于体内糖原储备，以后转为脂肪和蛋白质的分解代谢。②蛋白质代谢：手术后患者蛋白质分解代谢明显加强，分解产生的氨基酸除给糖异生提供原料外，主要用于合成新的蛋白质，以满足机体修复需要及为代谢反应提供酶、抗体等物质。这种蛋白质消耗，多来源于骨骼肌分解，而内脏蛋白质常常保存完好。持续的分解代谢导致负氮平衡，常表现为尿氮排出增加，一般术后 24 小时即可查见。尿氮明显增加可持续一周左右，合并感染或损伤严重者的时间更长。手术后患者蛋白质营养状况与术前状况、手术创伤程度密切相关。手术创伤越大，负氮平衡程度越高。③脂肪代谢：当肝、肌肉糖原耗尽，脂肪逐渐成为术后的主要能量来源，占总能量需求的 70％～80％。在应激激素的共同作用下，脂肪组织动员增加，分解代谢增强。其中游离脂肪酸大量进入血液循环，与血浆蛋白结合，并被组织摄取、氧化供能，而甘油作为糖异生原料参与葡萄糖生成。在术后初期，每日体脂消耗可达 200g 以上，而当机体处于恢复期、营养素供给充足时，脂肪逐渐由分解转为储存，体重相应增加直到恢复至正常水平。④糖代谢：手术后，儿茶酚胺大量分泌，并与糖皮质激素、生长激素等一同促进胰岛分泌胰高血糖素，抑制胰岛素的分泌作用，进而出现胰岛素抵抗。肝糖原分解增加，外周组织葡

外科疾病的营养支持

萄糖利用障碍，糖异生作用加强，导致血糖升高，保证大脑的葡萄糖能量供应。

2. 手术后患者的营养需求

营养支持对于已有显著营养不良的患者实际上是一次"代谢应激"，营养不良越严重，支持强度越大，应激也越显著。因此，营养素的补充不宜过少或过多，过少不足以满足机体需要，过多则将加重器官负担而产生副作用。

（1）能量：手术创伤可导致机体能量过度消耗，因此给予术后患者足够能量，对于减少组织分解、促进创伤愈合有重要意义。在实施营养支持时，需要知道患者的具体能量消耗和能量需求量。临床上常采用应激系数乘以 Harris-Benedict 公式估算值估算创伤应激患者的能量消耗。应激系数按疾病严重程度分为不同等级，见下表。

表 3－1　不同疾病状态下的应激系数

疾病状态	应激系数	疾病状态	应激系数
轻度饥饿	0.85～1.00	癌症	1.1～1.45
轻到中度应激	1.0～1.4	骨折	1.1～1.3
重度应激	1.4～1.8	头部外伤	1.6
大手术	1.1～1.3	烧伤	1.0～2.0

Harris-Benedict 公式是临床上计算基础能量消耗（BEE）的经典公式：

BEE（男子）＝66.47＋13.75×体重（kg）＋5.0×身高（cm）－6.76×年龄（岁）

BEE（女子）＝666.5＋9.56×体重（kg）＋1.85×身高（cm）－4.6×年龄（岁）

BEE（婴儿）＝22.10＋31.05×体重（kg）＋1.16×年龄（岁）

但是近年来的研究结果却证实，Harris-Benedict公式过高地估计了正常人体的能量消耗值，并不适用于临床上各种疾病状态下的患者。在疾病状态下，患者病情复杂多变，病理生理、代谢变化与常人迥异，其实际能量消耗变大，个体差异也较大，很难用公式估算。而且应激系数的划分主观性较大，不能准确估算术后患者的能量消耗。因此，目前多数学者认为，应实际测定患者的每日能量消耗量，再根据不同患者的个体情况和疾病状态来实施营养支持。

此外，近年来一些研究发现，并非所有术后创伤患者均处于高代谢状态。对于危重患者的能量补充应避免过剩，盲目供给过多的能量会增加机体氧耗量和二氧化碳产生量，加重循环、呼吸系统负担，并导致代谢紊乱。美国肠外肠内营养学会（ASPEN）推荐：有条件进行能量消耗测定时，提供1.25倍实际测得的静息能量消耗（REE）给卧床的营养不良患者；提供1.5倍实际测得的 REE 给自主活动的营养不良患者，能量：氮比为 418.4kJ：1g（100kcal：1g）。

（2）蛋白质：正常人的氮需要量为 $0.15\sim0.2$ g/（kg·d），但在手术创伤应激条件下，蛋白质分解代谢亢进，机体失去保存体蛋白的机制，出现负氮平衡。研究表明，如果给予术后患者足够的能量、蛋白质和其他必需营养成分，体内蛋白质的净分解率将降低。然而，很多资料认为在应激状态下，高蛋白摄入并不能逆转蛋白质的分解代谢、提高净蛋白质合成率，但可促进蛋白质代谢，改善氮平衡。对于那些高分解代谢的患者，在分解代谢高峰过去之前通过营养支持并不能达到正氮平衡。动态研究表明，按 $1.5g/$（kg·d）提供蛋白质能改善氮平衡，但超过该值只能增加蛋白质的合成与分解，对氮平衡并无影响。

一般建议蛋白质供给量以每人 $70\sim80g/d$ 为宜，其中大豆蛋白应占 20%。补充蛋白质的同时应补充非蛋白质能量，以免蛋白质作为能量被消耗。能量供给一般不应超过 $105\sim125kJ/$（kg·d）$[25\sim30kcal/$（kg·d）]，能量：氮比为 $（418.4\sim627.6）$ kJ：1g $[（100\sim150）$ kcal：1g]，根据患者的实际情况确定。同时注意加用一定特需的氨基酸，如谷氨酰胺、精氨酸、支链氨基酸（BCAA）等，以补充消耗，增强免疫。

（3）脂肪：脂肪是能量最多的营养物质，也是术后患者的主要能量来源，通常应提供总能量的 20%～30%。脂肪还是机体吸收脂溶性维生素（维生素 A、D、E、K）的必需物质，因此应注意补充。脂肪的供给量应该结合患者的个体状况以及疾病程度和种类来考虑，对肥胖的患者应该适量减少，而消瘦的患者则适度增加；胃肠道功能障碍和发生肝、胆、胰疾病时，应限制脂肪摄入。对肝病患者，最好选用中链三酰甘油，因其比长链三酰甘油更易消化吸收，无需经乳糜管、淋巴管系统而直接进入门静脉至肝，且在体内易于氧化分解代谢。对于较长时间依靠肠外营养支持（超过 7 天）的患者，除使用中链三酰甘油外，还应注意必需脂肪酸的补充。必需脂肪酸与前列腺素合成有关，尤其是 n-3 系多不饱和脂肪酸，可以促进前列腺素 E_3（PGE_3）合成，而 PGE_3 能增强机体免疫功能，有抗肿瘤作用。但是，全部依赖脂肪乳剂并不能达到节氮效应，与葡萄糖合用可提供更多能量并改善氮平衡。

（4）微量营养素：由于手术应激造成机体消耗增加、需求增大，以致电解质、微量元素缺乏，主要有钠、钾、镁、磷、氯、铁、锰、锌、铜、铬、碘、钴、硒等，其中任何一种缺乏都会影响机体功能。术后短暂的血清锌下降对创伤早期肉芽的胶原积累有肯定的影响，导致创面愈合缓慢，因此应补充外源性锌。Hallbook 等报告，每日应供给 25～30mg 锌。而硒缺乏不但影响愈合，且使抗感染能力下降，也应适当补充。

维生素是人体必不可少的，维生素 A、维生素 B

族、维生素 C 缺乏均可延缓创面愈合。许多流行病学研究表明，植物性食品中富含的具有抗氧化功能的营养成分，尤其是维生素 C、维生素 E 和类胡萝卜素，发挥了重要作用。

3. 手术后营养支持的实施

手术后营养支持的适应证包括：①多数术前接受营养支持的营养不良患者，术后仍需继续给予营养支持；②术前有营养不良但因各种原因未能进行术前营养支持者，术后应给予营养支持；③因术后并发症，术后 7～10 天尚不能恢复正常饮食者，如胃大部分切除术后残胃排空障碍，腹腔手术后持续的吸收功能不良；④术前营养状况良好，但手术创伤较大或较严重的烧伤患者，术后恢复缓慢，也需要给予营养支持。

但并不是每一个术后患者都需要进行营养支持，一周内能恢复 60％饮食的患者或是没有营养不良的患者都不需要营养支持，仅给予水、电解质补充和输注 150～200g 葡萄糖即可。即使是合并慢性呼吸、肾或肝功能障碍或是老年患者，除非有重度营养不良，也不需要术后给予营养支持。

手术后营养支持的途径有肠内营养和肠外营养两种。营养支持途径的合理选择通常根据疾病性质、患者状况和医师判断而定。

术前营养支持的时间一般为 7～11 天，如患者情况差，可适当延长。手术后的营养支持应始于生命体征、内环境趋于平衡时。具体讲，即应依从个体化原则，当其胃肠道功能许可时，哪怕只有部分功能，亦应首选肠内营养，或肠内营养加肠外营养。对于不能使用肠内营养的患者，应先给予肠外营养支持，然后逐渐从肠外营养加肠内营养过渡到肠内营养，最后经口摄食。

待胃肠道功能恢复后，可以先给清流质或流质，逐步过渡到半流质、软膳食或普通膳食，并可采用少食多餐的方式增加营养素摄入。由于手术创伤患者要补充大量的蛋白质和维生素，为了促进患者的早日康复或尽快接受其他治疗，术后原则上应进食高蛋白质、高能量和高维生素的膳食，如多喝牛奶、藕粉和鲜果汁，多吃新鲜的蔬菜和水果，吃牛肉、羊肉、瘦猪肉、鸡肉、鱼、排骨、虾、蛋及豆制品。

3.3　伤口愈合不良的防治

伤口愈合是一个复杂的生物学过程，它包含了组织修复细胞、促愈合因子、细胞外基质等多因素的共同作用，涉及出血、炎症、肉芽组织生成、组织再塑等许多环节，凡是影响这些过程的因素均可造成伤口愈合进程的改变。研究表明，伤口愈合受多方面因素的影响，有全身因素和局部因素。其中营养不良患者的伤口愈合能力降低，免疫功能受到抑制，且导致多种疾病的发生率和死亡率增加。营养不良得不到纠正，则住院时间延长、出院后的再住院率增加、治疗费用增多，对患者最重要的是恢复正常生活和工作所需的时间延长。

3.3.1　伤口愈合过程

正常的伤口愈合过程是一个非常复杂的生物学过程，主要分为四个阶段：止血、炎症、增殖和纤维组织形成、重新塑形。伤口愈合过程需要各种生长因子和细胞因子的综合调控，使伤口在一定时间内得以愈合（图3-1）。如果某些生长因子缺乏、胶原蛋白的合成与降解平衡紊乱，将会影响愈合过程，引起过度增生和瘢痕的形成，或者减慢甚至终止愈合过程。

3.3.2　伤口愈合不良的原因

手术伤口愈合不良的原因非常复杂，主要有脂肪液化、无菌性毒性反应、年龄老化、营养不良、用药不当、局部感染或血液循环不良等，其中营养不良和局部感染是手术伤口愈合不良非常重要的原因。在外科的临床实践中，常常会有一些疾病妨碍食物的摄入，或影响食物在胃肠道的正常消化吸收。另外外科手术所致的创伤及并发症或伴发的感染等使机体处于高代谢状态，造成机体相对营养不足。机体动用自身脂肪、肌肉及内脏的蛋白质作为供能的来源，由此产生机体

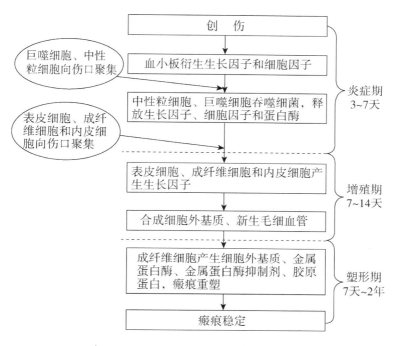

图 3-1 伤口愈合的正常过程

一系列的病理变化，如显著的负氮平衡、血浆白蛋白减少、细胞外液过多、维生素及微量元素缺乏等，从而影响细胞代谢、生理生化功能及机体的免疫功能。

3.3.3 伤口愈合不良的防治措施

由于创伤愈合受到多种因素影响，如年龄和营养状况、感染、局部血液循环障碍等全身性和局部因素。目前，国内外对于伤口愈合不良的防治方法集中在手术或物理治疗、伤口外用敷料和使用促进伤口愈合的

外科疾病的营养支持

药物等方面：①外科手术，目的是通过少量切除伤口周围的皮肤，早期将伤口覆盖或闭合伤口，进而加速愈合，但同时又带来了一些不良反应，如伤口面积扩大及易感染等问题。②物理治疗，包括电刺激疗法和低强度脉冲超声疗法。电刺激疗法是临床上已开展的一项治疗手段，具有无创、操作简便等特点。研究发现，电刺激能有效加速慢性溃疡及创面愈合。其可能机制为：增进血运、促进组织再生、增强生长因子的表达和调控作用等。电离辐射对创伤愈合存在不良影响，如果皮肤吸收总量超过 30Gy，将导致皮肤发生溃疡。低强度脉冲超声疗法，在国外常被用来加速伤口愈合，但其生物学机制仍然不清楚。体外实验发现，它并不能刺激所培养的细胞增殖。当应用冲洗液加载低强度超声波的形式对污染伤口冲洗，发现这对污染伤口细菌具有明显的清除、杀灭作用，可以有效地促进伤口愈合。③药物治疗：常用药物有传统药物，如谷氨酰胺颗粒、局部蛋白类药物、化学类药物、苯妥英钠、姜黄、甲状腺素 T_3、脱乙酰壳多糖等，以及生物技术药物如细胞因子等。④医用敷料：其目的主要是在创伤局部造成潮湿的环境，并且形成一个屏障，防止细菌污染和吸收创面渗液。选择合适的医用敷料也是可能促进创伤愈合的途径。

通过合理的术后营养支持来促进伤口愈合一直是在临床治疗中广为重视的一个问题，同时也是一个薄弱环节。手术创伤后肠结构和功能与代谢状态密切相关，早期的肠内营养，肠腔内营养物质即具有局部的营养作用，可以刺激肠道黏膜上皮细胞的生长，促进胃肠激素的分泌，从而保持肠道黏膜结构和功能的完整性。肠内营养可防止肠黏膜萎缩，保护肠屏障；减少肠源性内毒素移位，继而减少了因内毒素诱发的炎性因子和细胞因子的连锁反应，使组织器官损伤减轻，机体免疫能力得以保护。通过提供合理的营养底物和特殊营养物的营养支持，尽可能将机体组织的分解降低到合理水平，预防和减轻营养不良，增强机体的免疫力，进而促进术后伤口愈合，这将至关重要。

3.3.4　与伤口愈合有关的营养因素

1. 能量和宏量营养素

　　能量是伤口愈合过程中的关键因素，充足的能量供应是减少伤口愈合蛋白质需要量的保障。营养不良，特别是蛋白质-能量营养不良对于手术后患者的预后会产生严重的不良影响，主要表现在以下几个方面：①伤口愈合不良。创伤愈合的一个重要过程是酸性成纤维细胞利用氨基酸原料，合成胶原蛋白，如果其物质基础氨基酸原料供给不足，必将造成愈合延迟，其发生率达7％。②营养不良患者的低蛋白血症，常常导致胶体渗透压下降，使有效的血容量相对不足，患者在术中或术后对失血的耐受能力明显下降。③营养不良的外科患者免疫应答能力受损，感染性并发症与器官功能障碍的发生率增高，免疫能力下降和感染进一步使伤口愈合不良，形成一个恶性循环。

蛋白质在组织修复中具有重要作用，蛋白质供应充足可以保证细胞增殖以及胶原蛋白的合成，而且在保持体重和机体氮储备方面，蛋白质要优于氨基酸。蛋白质缺乏还可减慢新的微血管形成、成纤维细胞增殖和胶原合成，导致伤口不易愈合，蛋白质缺乏也可影响吞噬作用，导致感染的高危状态。糖是白细胞的能量来源，在伤口愈合迟滞期，白细胞足够强的抗炎和吞噬活性是伤口纤维组织形成的前提条件。脂质是构成细胞膜的基本成分以及脂溶性维生素的载体，也是伤口愈合过程中的一种必需成分。严重创伤后大量能量的需求将利用储存的脂肪供应能量，造成大量脂肪消耗，可导致伤口愈合延迟。但关于创伤患者脂质成分的补充却存在争议，因为有研究发现大量脂肪补充对创伤愈合是有害的，而且容易造成免疫反应低下，因此关于创伤愈合患者的脂质摄入量问题应该进行进一步关注和研究。

2. 微量元素

与伤口愈合有关的微量元素主要有锌、铁、铜等，其中锌最为重要。锌是 DNA 和 RNA 聚合酶的辅助因子，与成纤维细胞分裂和胶原蛋白的合成有着十分密切的关系，而且具有免疫调节功能，可以抵御创伤后炎症反应对机体的损伤。然而锌极易与血浆中一些低分子量化合物结合，由肾滤过而排出。当蛋白质从尿中丢失时，锌也可随之丢失。因此，在创伤或手术后，机体将有一段时间处于低锌状态，补锌是十分必要的。铁和维生素 C，对伤口愈合也是必需的，铁丢失的主要原因是创伤失血、血红蛋白分解及组织溶解渗出。铜以金属酶的形式存在于体内，位于酶的活性部位。铜在胶原和弹性蛋白的交联中的重要作用已经明确，在创伤或烧伤患者中铜的变化趋势和锌、铁的变化基本一致。

3. 维生素

维生素 A 在伤口愈合的炎症期有积极的作用，促进或有助于胶原的形成、血管再生和上皮的形成，增强伤口和吻合口愈合的张力。动物实验资料显示，大鼠术后每天补给维生素 A $6\mu g/100g$ 体重，可有效促进大鼠的皮肤愈合。补充维生素 A 对创伤愈合和伤口有感染的患者是一种有效的干预治疗，尤其是与皮质类固醇配伍治疗。但是，在人类临床中仍未被证实，且应用中应注意，过量的维生素 A 可使溶酶体膜不稳定，增加炎症反应的严重性。

维生素 B_1 是糖代谢过程中丙酮酸氧化酶的组成部分，B_2 具有促进新陈代谢的作用。由于创伤后代谢增加，B 族维生素消耗增多，特别是禁食患者，容易发生 B 族维生素缺乏而影响创伤修复。

维生素 C 缺乏时，伤口愈合、张力及局部抗菌防御的能力均显著下降。国外有病例对照研究文献认为 500mg/d 的维生素 C 对压疮愈合方面有促进作用。国内有研究表明在治疗重症营养不良患者的伤口愈合过程中，医生对比加入维生素 C（口服每日 3 次，每次 0.5g）时发现，1 周后患者伤口出现分泌物减少，局部水肿消退，肉芽生长且色泽红润的现象，以 Ⅱ°～Ⅲ° 褥疮溃疡创面表现尤为明显。

维生素 E 的预防性摄入可减少手术患者褥疮的发生率，其抗氧化作用可预褥疮患者局部缺血-再灌注损伤。补充维生素 E，可改善切口断裂的强度，但维生素 E 在促进伤口愈合方面还未被临床证实。

4. 氨基酸

某些氨基酸如羟脯氨酸、精氨酸、谷氨酰胺等与伤口愈合也有密切联系，在伤口愈合过程中起促进作用。

羟脯氨酸是机体胶原蛋白的主要成分之一，在正常胶原蛋白中含量约 13.4%，在弹性蛋白中含量极少，而在其他蛋白中则不存在。创伤后的伤口愈合需要大量胶原蛋白的合成，因此羟脯氨酸作为胶原蛋白的合成原料，对伤口愈合具有重要意义。

精氨酸是条件必需氨基酸，具有促进伤口愈合及提高免疫功能的作用。精氨酸促进创伤愈合的机制可能是通过调节 T 细胞功能而影响成纤维细胞活动。此外，精氨酸还可通过刺激胰岛素、生长激素以及胰岛素样生长因子-1的释放来增强免疫功能。国内有文献报道，精氨酸和谷氨酰胺强化的肠外营养与常规肠外营养进行对比研究，发现精氨酸和谷氨酰胺强化的肠外营养可以显著地改善结肠癌患者术后的应激和免疫状态，有利于患者恢复。鸟氨酸-α-酮戊二酸是一种谷氨酰胺、精氨酸、脯氨酸和酮异己酸的前体，并能调节蛋白质代谢，影响胰岛素的分泌和生长激素，促进伤口愈合。

谷氨酰胺是免疫细胞和肠道细胞的重要能量来源，可促进氮平衡，使肠黏膜细胞和免疫细胞充分营养而改善肠黏膜屏障功能，防止细菌内毒素移位的发生。谷氨酰胺也是蛋白质代谢的重要调节因子，能促进细胞内蛋白质的合成，减少骨骼肌蛋白的分解，对于调节应激状态下的细胞代谢和调节免疫细胞的功能具有重要意义。研究发现对于烧伤或创伤患者给予充足的谷氨酰胺，可以提高肠道完整性、血流动力学稳定性和免疫功能，从而降低并发症的发生，促进烧伤或创伤的愈合。

表 3 - 2　常见的与伤口愈合有关的微量营养素

微量营养素种类	在伤口愈合中的可能作用
维生素 A	胶原蛋白合成和交联的辅助因子；增加糖蛋白的合成，促进组织再生促进上皮细胞的正常分化和功能
维生素 D	调整胶原蛋白 I 等结构蛋白的合成
维生素 E	抗氧化剂，保持细胞完整性
维生素 K	参与机体凝血过程，是伤口愈合的必需物质
维生素 B_1	调节糖及能量代谢；胶原蛋白交联的辅助因子
维生素 B_2	胶原蛋白交联的辅助因子；调节细胞能量及物质代谢
维生素 B_6	活化蛋白质合成的辅酶
维生素 B_{12}	蛋白质及 DNA 合成的辅酶
维生素 C	促进赖氨酸和脯氨酸的羟化，促进胶原蛋白的合成和交联；抗氧化作用，避免组织受到过氧化损伤；促进组织再生
锌	是一百多种促进蛋白质合成、细胞分裂及胶原形成的酶的辅因子；调节免疫功能
铁	是胶原蛋白合成过程中赖氨酸和脯氨酸羟化的必需物质；向创伤组织输送氧的必需物质
铜	促进胶原蛋白交联和弹性蛋白合成；清除自由基作用

微量营养素种类	在伤口愈合中的可能作用
锰	抗氧化作用，保持细胞完整性
镁	蛋白质及胶原合成酶的辅助因子
钙	胶原合成、分解过程中的必需物质
硒	抗氧化作用，清除细胞内过氧化物，保护细胞膜脂质免受过氧化损伤

5. 核苷酸

核苷酸是生命遗传物质核酸的基本构成单位，核酸的一个重要功能是决定蛋白质的生物合成和生物性状（如新陈代谢、生长发育、增生分化、免疫功能、抗生物氧化等）。有动物实验研究表明：大鼠术后补充核苷酸有助于促进其伤口愈合、抑制瘢痕生成。Zuolin Wang 及 Lin Li 等研究发现，通过抑制热休克蛋白 HSP47 的 RNA 干扰（RNAi）可以防止大鼠瘢痕形成。在肠内、肠外营养液中添加核苷酸可选择性地抑制辅助性 T 细胞，提高机体的迟发性超敏反应能力，增加 IL-2 的产生。术后患者肠内摄入核苷酸可改善机体氮平衡，减少感染、促进伤口愈合和并发症发生率，缩短住院时间。

6. 生长因子

目前已知的可能参与创伤愈合的细胞因子共有 6 类：生长因子、肿瘤坏死因子、白细胞介素、集落刺激因子、干扰素和趋化因子。其中部分生长因子的促愈合作用已在实验研究及临床应用中得到验证。但至今仅有 3 种生长因子被批准上市，分别为血小板衍生生长因子（PDGF）、碱性成纤维细胞生长因子（bFGF）和表皮生长因子（EGF）。表皮生长因子是目前的研究和临床应用热点，研究显示它能够降低 I 型胶原与III型胶原的比率，加速细胞的 DNA 复制。

7. 生物活性肽类

生物活性肽是涉及生物体内多种细胞功能的生物活性物质，在生物体内已发现几百种。不同的生物活性肽具有不同的结构和生理功能，如抗病毒、抗癌、抗血栓、抗高血压、免疫调节、激素调节、抑菌、降胆固醇等作用。研究表明来源于乳清蛋白的乳清蛋白肽以及来源于海洋鱼类皮肤的海洋胶原肽等可有效促进手术后皮肤伤口的愈合，并可预防瘢痕产生。

本课题组近 5 年对海洋活性肽的生物学功能进行了大量的研究，发现：①海洋胶原肽是从深海鱼皮中提取的胶原蛋白活性肽，其相对分子质量在 100～860 之间，由 2～6 个氨基酸组成，氨基酸组成均衡、全面，含有多种必需氨基酸，如缬氨酸、甘氨酸、脯氨酸、丙氨酸、甲硫氨酸、苯丙氨酸、异亮氨酸、亮氨酸以及赖氨酸等；不仅具有溶解性好、黏度低、营养素密度高、热稳定等特点，而且在体内吸收快、利用率高；其作为食物也是人体蛋白质合成的重要原料。

②海洋胶原肽具有较强的抗氧化活性，可以清除体内的自由基，可在一定程度上减少炎症反应，起到提高机体免疫力的作用。③海洋胶原肽可通过提高机体抗氧化活性而延缓皮肤衰老，同时能够延缓衰老引起的皮肤胶原纤维减少，可以影响皮肤胶原纤维的代谢，促进胶原蛋白的合成。④海洋胶原肽能够促进术后伤口愈合，提高伤口的羟脯氨酸表达水平。动物实验研究显示：海洋胶原肽能够提高术后伤口的抗张力值及胶原纤维、羟脯氨酸的表达水平，促进术后大鼠的伤口愈合过程（表3-3、表3-4、图3-2）。

表3-3　海洋胶原肽对术后各组伤口抗张力值的影响

$(g/mm^2, \bar{x} \pm s_x)$

	对照组	海洋胶原肽组
术后第7日	14.19±2.23	23.18±4.54*
术后第14日	47.56±5.65	59.71±7.80*

注：* 与对照组比较，$P<0.05$。

表3-4　海洋胶原肽对术后各组羟脯氨酸值的影响

$(\mu g/mg, \bar{x} \pm s_x)$

	对照组	海洋胶原肽组
术后第7日	7.84±2.17	11.03±3.97*
术后第14日	8.43±2.45	13.73±2.43*

注：* 与对照组比较，$P<0.05$。

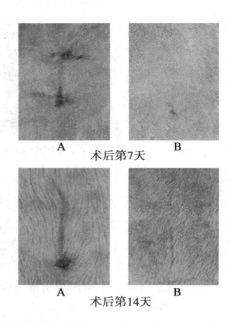

图 3-2　海洋胶原肽对大鼠伤口愈合的影响

A：对照组，B：海洋胶原肽组。海洋胶原肽组大鼠伤口愈合明显好于对照组大鼠伤口愈合，海洋胶原肽组大鼠比对照组大鼠伤口提前 1～2 天愈合。

　　临床研究也显示海洋胶原肽能够明显改善胃肠道外科手术患者的营养状况和免疫功能，促进患者伤口的愈合，缩短患者的住院时间，表现为升高血清中总蛋白、白蛋白、前白蛋白和转铁蛋白的水平以及免疫球蛋白 IgM、IgG、IgA 水平，升高血中淋巴细胞总数，同时对患者的体重、上臂围等具有明显改善作用（表 3-5）。

表3-5　海洋胶原肽对胃肠道外科手术患者营养状况及免疫功能的改善作用

观察指标	对照组 (n=48)			海洋胶原肽组 (n=48)		
	术后1天	术后7天	变化百分比	术后1天	术后7天	变化百分比
体重 (kg)	55.2±7.9	53.3±8.3	-3.44	56.8±9.2	55.8±9.3	-1.58*
上臂围 (cm)	22.4±2.8	21.4±3.1	-4.91	22.5±2.8	22.2±2.8	-1.35*
总蛋白 (g/L)	58.2±9.2	61.6±7.6	5.84	59.9±10.1	65.3±6.9	9.01
白蛋白 (g/L)	35.1±6.4	37.1±5.2	5.70	33.6±5.1	39.0±5.7	16.1*
前白蛋白 (g/L)	0.22±0.07	0.21±0.07	4.54	0.22±0.09	0.31±0.21	40.9*
转铁蛋白 (g/L)	2.32±0.65	2.44±0.79	5.60	2.44±0.65	3.08±1.28	26.2*
IgM (g/L)	1.18±0.98	1.28±0.94	8.47	0.98±0.72	1.40±1.12	42.8*
IgG (g/L)	8.31±2.89	8.62±2.85	3.73	8.23±2.21	10.11±3.19	22.8*
IgA (g/L)	1.98±1.00	2.11±1.03	6.56	1.76±0.77	2.33±0.95	32.4*
淋巴细胞总数 ($\times 10^9$)	1.01±0.38	1.34±0.62	31.7	1.09±0.61	1.69±0.64	55.0*
C反应蛋白 (mg/L)	22.8±27.3	19.4±23.4	-15.0	31.5±39.3	14.5±25.2	-53.9*

注：*与对照组比较，差异具有显著性，$P < 0.05$。

外科疾病的营养支持

3.4　营养素与药物间的相互作用

　　我国传统医学早就提出了"医食同源、药食同根"的观念，这就意味着药物和食物营养之间存在着千丝万缕的联系。但从传统意义上来说，人们摄入营养素和药物的目的是有区别的。营养素是人类为了维持正常的生理功能和满足劳动、工作的需要，必须每日从外界环境摄入必要的物质。除空气和水外，还要摄入各种食物组成的膳食，获得人体需要的各种营养物质，以满足机体的正常发育、新陈代谢和体力活动的需要，这些营养物质是保证人体健康的物质基础。而药物是对处于疾病状态的患者进行治疗、预防和诊断的物质，可以通过不同的给药途径进入人体，口服是药物进入人体的重要途径之一，也是营养素与药物发生相互作用的主要方式。

　　近年来，随着营养支持在临床疾病治疗中的大量应用，不可避免地为营养素与药物之间的相互作用创造了一个重要的基础。药物治疗是临床上用于疾病治疗的一种重要方式，而营养支持也是临床疾病的一种重要的辅助治疗方式。因此，对于临床疾病患者来说，我们不得不考虑在药物治疗和营养支持同时应用时，二者之间可能存在的相互作用。例如，许多食物或营养素既有营养功能，又有药理作用，不少药物是从食物中提取而得，如鱼肝油；另外，目前许多广泛使用的药物，如抗惊厥药物、抗结核药及类固醇类避孕药等都会增加人体对营养素的需要量，从而影响营养代谢过程。这种相互作用一般可以从两个方面来阐述，即营养状况对药物治疗的影响和药物对营养支持治疗的影响。

3.4.1 营养状况对药物治疗的影响

营养状况与药物代谢的关系非常密切。如患者处于极度蛋白质营养不足时，体内细胞和免疫功能均明显降低。机体对疾病的抵抗力降低，易并发感染。在使用药物治疗时，因缺乏抗体或淋巴因子而不能获得预期的治疗效果。

营养对药物在体内代谢的作用可以表现为物理作用、化学作用和生物学作用等形式。物理作用是指营养物质与药物之间由于发生物理性变化如吸附、溶解度改变（溶解度增加或降低）等而影响药物的吸收和利用；而化学作用则是指营养物质与药物之间发生了化学反应，产生沉淀或混浊，或影响药物的包衣材料、控制药物释放材料等制剂辅料的稳定性等，从而影响药物的吸收和作用。生物学作用则是指某些食物中含有的益生菌等微生物与药物之间发生的作用。

1. 营养素对药物代谢的物理作用

食物中的营养物质在胃肠道消化吸收过程中，可降低胃排空速率，增加药物在胃中的停留时间，有利于溶出较慢药物的溶出；而对酸不稳定药物可能增加其分解。食物对药物的吸附、增溶或助溶等也会影响药物的溶出。

（1）膳食纤维具有较强的吸附作用，如膳食纤维可吸附地高辛，使其吸收率降低 10％左右。据报道，膳食纤维可降低多种药物的吸收，如青霉素 V、氨苄西林、阿莫西林等，膳食纤维可使青霉素 V 的生物利用度减少 25％～37％，阿莫西林减少 21％。由于纤维素的吸附作用，药物的治疗范围变窄。因此，临床使用药物时，一定要考虑膳食纤维对药物生物利用度的降低作用，合理营养与给药。

（2）食物可吸收胃内水分，增加胃内容物黏度，从而使药物的崩解、溶出减缓，并且影响药物向胃壁的扩散，使药物吸收变慢，因此有些药物建议在饭前服用。

（3）食物中的脂类营养素可促进胆汁分泌，胆汁中的胆酸盐具有界面活性，能增加难溶性和脂溶性药物的吸收，也容易引发临床问题。如驱虫药口服后在肠道不吸收，直接发挥驱虫作用，但如果与脂类食物一起食用，药物就会溶解进入脂肪，局部药效下降，吸收增加，可能加大药物的全身副作用。

（4）饮酒可以使那些溶解度低但易溶于乙醇的药物溶解度增加，造成药物的过量吸收而引起中毒。由于药物制剂学研究的发展，各种新型的制剂工艺层出不穷，如薄膜衣、肠溶衣、肠溶胶囊、缓释胶囊或片、微囊等。某些缓释胶囊中含有调节控制药物释放的高分子材料，如乙基纤维素和丙烯酸树脂，这些高分子材料在水中不溶解，但在有机溶剂中可溶。如果将含有缓释材料的药物与酒精一起服用，就会导致其中的水不溶性材料加速溶解，从而导致药物的大量释放，因此可能造成药物的过量吸收而引起中毒。

2. 营养素对药物代谢的化学作用

营养素与药物之间的化学作用系指食物中的某些营养素与药物分子之间发生化学反应，如螯合反应、中和反应、复分解反应、氧化还原反应等。

（1）营养素和药物相互作用，形成沉淀：例如食物中的二价金属离子如钙离子、镁离子可以与四环素类药物、喹诺酮类抗菌药如环丙沙星、异烟肼等结合，形成不溶于水的钙盐及镁盐，从而影响药物的吸收和药效的发挥。

（2）茶叶中的鞣酸类成分可与金属离子、生物碱类药物、蛋白质类成分结合形成沉淀，因此，服用含酶制剂（如多酶片、胰酶片、胃蛋白酶等）、铁锌制剂以及生物碱类药物（如可待因、阿托品）时忌饮浓茶。

（3）营养物质与药物可因为酸碱度差异而发生中和反应，导致药物和营养素同时被破坏或作用降低。如酸性的维生素 C 与碱性药物碳酸氢钠合用，不仅维生素 C 被破坏，碳酸氢钠的制酸力也降低；维生素 C 与氨茶碱合用，也会造成维生素 C 被破坏。因此，服用碱性药物时最好不要进食富含维生素 C 的食物；同样，服用酸性药物时，不要饮用碱性饮料如咖啡等。此外，酸性的营养素如维生素 C 在体内可以酸化尿液，若同时服用复方新诺明（一种磺胺制剂，甲氧苄啶＋磺胺甲噁唑），还可能会导致复方新诺明的乙酰化物在尿液中的溶解度降低，引发尿路结石。

（4）营养物质与药物之间的氧化还原作用：食物中营养物质中含有多种抗氧化成分，如维生素 C、维生素 E 等，另外食物中的非营养因子如牛磺酸、类黄酮、含硫化合物都具有抗氧化作用。这些抗氧化营养物质可能与某些药物发生氧化还原反应，导致药效降低。因此在临床用药上必须考虑营养素与药物的氧化还原特性。

3. 营养素与药物的生物性抑制作用

生物制剂营养食品近年来发展较快，一些益生菌的开发利用也成了营养学发展的新内容，如各种乳酸杆菌、双歧杆菌等。如干酵母含有活酵母，酸奶中含有乳酸杆菌，三株口服液、昂立一号含有双歧杆菌等，服用上述食物或制剂时，不能与抗生素类药物如红霉素、氯霉素以及磺胺类药物同服，否则引起益生菌失活，影响药物的疗效及食品的功效。

3.4.2 药物对营养支持治疗的影响

临床治疗药物往往会通过影响胃肠道功能或影响体内酸碱平衡等作用对某些营养素的吸收、分布、转运、代谢及排泄产生影响。目前研究较多的是药物对维生素和矿物质、微量元素营养状况的影响。

1. 药物对维生素的影响

水溶性维生素包括维生素 B 族和维生素 C。其中 B 族维生素又分为维生素 B_1、B_2、B_6、B_{12}、PP 及叶酸、泛酸等。如果药物使用不当，则可能对水溶性维生素在体内代谢产生很大影响。例如：①四环素能引起白细胞内的维生素 C 水平下降，并伴有尿内维生素 C 排泄增加；②异烟肼影响维生素 B_6 正常代谢，若每天补充 50mg 维生素 B_6，可预防因服用异烟肼所引起的维生素 B_6 缺乏；③左旋多巴会干扰维生素 B_6 代谢，使其需要量增加，但大剂量补充维生素 B_6，有可能会抵消左旋多巴对帕金森病的治疗效果；④长期服用抗癫痫药物可导致叶酸缺乏，但大剂量补充叶酸又会减弱药物的抗癫痫作用。

脂溶性维生素包括维生素 A、维生素 D、维生素 E 和维生素 K。与水溶性维生素不同，脂溶性维生素在体内可以贮存，其吸收与饮食脂肪含量有关。某些药物对脂溶性维生素的吸收和代谢有影响，在使用这些药物进行治疗时，应注意用药的剂量和方式，避免发生这些不良影响。例如：①服用广谱抗生素抑制肠内微生物合成维生素 K；②双香豆素抗凝剂等药物是维生素 K 的拮抗剂，可造成维生素 K 不足或缺乏；③长期服用苯妥英钠和苯巴比妥等抗癫痫药物可引起维生素 D 和维生素 A 缺乏。

2. 药物对矿物质和微量元素的影响

矿物质和微量元素是组成人体组织细胞的基本成分。常量元素即矿物质在体内含量高，不易受到药物影响；而微量元素需要量很少，较易发生不足或缺乏。特别是某些药物有吸附金属离子的特性，使用时应注意。

3.4.3 肠内、肠外营养条件下营养素与药物的相互作用

肠内外营养依赖于几种生理过程，包括代谢和排泄。肠内营养的配方可影响药物在胃肠道的吸收，如使液态苯妥英吸收减少，牛奶及牛奶制品可引起四环素吸收减少。肠内营养最常见的不良反应是腹泻，主要由使用药物引起，如静脉注射药物山梨醇可引发腹泻。完全胃肠外营养则要注意胃肠道萎缩和肝并发症。临床上要注意控制患者的电解质平衡及酸碱平衡，故有必要全面了解可能存在的药物-营养素的相互作用，在采用最佳药物治疗的同时，配以可良好吸收的膳食，才有利于患者伤口愈合及免疫功能恢复。

食物中的营养素与药物的相互作用客观存在，传统中医理论倡导食物与药物的性质必须相互适应，也就是相互之间最好有一定的协同作用。如传统中医提倡"虚则补之，实则泻之"，也就是说，对于体虚证患者，应该食物和药物双管齐下，达到补虚的目的。但如果实证患者服用补益性食物，则会降低药物的疗效，不利于疾病的治疗。"凡病，三分治，七分养"精确地说明了食物的调养对药物治疗的重要性。

关于营养素与药物之间的相互作用，除了传统医学的食药相应外，在过去的很长时间里没有得到相应的重视，也造成了很多用药问题。如临床医师仅询问患者的过敏史和用药史，而不关心患者的饮食结构；生产食品、饮料及具有保健功能的营养素添加剂的厂家也没有在产品标签上标注产品可能与某类药物产生的相互作用；普通患者这方面的知识更加缺乏。因此，食物中的营养素与药物之间的相互作用更加难以控制。

药物和营养素之间的相互作用是多方面的，研究这些作用的目的就在于找出两者之间的作用规律，趋利避害。目前，药物和营养素之间的作用有一些是比较清楚的，但是大多数的作用还不甚清楚或还处在未知阶段，这些正是营养学特别是临床营养学未来研究的课题之一。

常见外科疾病的营养支持

外科危重患者的营养支持

4.1.1　营养支持的目的

（1）补充细胞代谢所需的能量和营养底物，维持组织器官的正常结构和功能；

（2）调节代谢紊乱和免疫功能，增强机体抗病能力，改善营养不良状况，防治并发症。

4.1.2　营养支持的原则

危重患者由于严重应激使机体代谢率明显增高，出现明显的代谢紊乱，体重丢失速度加快，如不及时给予营养支持，易发生严重营养不良。营养素摄入不足及蛋白质能量负平衡是发生感染等并发症的重要原因，也是影响危重患者预后的重要因素。对于危重患者来说，维持机体水、电解质平衡是首要的。在复苏早期、血流动力学尚未稳定或机体存在严重代谢性酸中毒阶段，不宜实施营养支持。另外，不同疾病种类、不同阶段的代谢改变和器官功能特点也各不相同，设计营养支持方案时应该予以重点考虑。存在严重肝功能障碍、肝性脑病、严重氮质血症、未有效控制的高血糖等情况下，也很难实施有效的营养支持。因此应激状态下的高血糖需要重点考虑，任何形式的营养支持都要配合应用胰岛素控制高血糖。

合理的能量供应是保证对重症患者进行有效营养支持的前提。不同疾病种类、不同疾病阶段以及不同患者的能量需要量也存在差异。一般应激早期存在全身炎症反应的危重患者，每天的能量供给应在每千克体重 83.68～104.6kJ（20～25 kcal）；对于病程较长、合并感染和创伤的重症患者，每天的能量供给可提高至每千克体重 125.52～146.44kJ（30～35 kcal），以有效纠正低蛋白血症。

4.1.3　营养支持途径的选择原则

经胃肠道途径供给营养物质的肠内营养支持方式应该是危重患者首先考虑的营养支持途径，这种途径可以获得与肠外营养支持相似的效果，并且在全身性感染等并发症发生率以及费用方面比肠外营养支持具有优越性。对于不能耐受肠内营养支持或存在肠内营养支持禁忌证的患者，可选择肠外营养支持途径，如：①胃肠道功能严重障碍的重症患者；②因手术或解剖结构问题禁止使用肠内营养的患者；③存在尚未控制的腹部感染、肠梗阻或肠瘘等的患者。在复苏早期、血流动力学尚未稳定或机体存在严重水、电解质平衡紊乱以及严重肝功能障碍、肝性脑病、严重氮质血症、未有效控制的高血糖等情况下，不宜实施肠外营养支持。对于这些危重患者，一旦其胃肠道功能恢复，可以使用肠内营养支持时，应逐步减少甚至停止肠外营养支持，加用或改用肠内营养支持。

4.2 外科手术患者的营养支持

4.2.1 口腔手术

口腔具有分泌唾液、磨碎食物，进行初步消化的作用。口腔外科疾病包括唇腭裂、口腔肿瘤、上/下颌骨骨折、颞颌关节疾病和口腔附近组织的急性炎症等。口腔外科术后由于创口肿胀疼痛，可影响进食；唾液腺分泌紊乱，影响食物消化；口腔关节功能障碍，张口受限，妨碍咀嚼、搅拌和吞咽活动；组织缺损导致闭口不全，引起营养物质流失；口腔自洁功能受损，发生细菌感染等。其结果是食物消化不能正常进行，进而导致代谢紊乱，营养不足，直接影响到机体康复。因此，采用适宜于口腔外科患者的营养支持极为重要。

4.2.1.1 口腔颌面外科手术

口腔颌面位于消化道的起始部位，是摄取食物的

外科疾病的营养支持

173

重要器官。首先，口腔颌面部疾病及其相应的外科治疗都极易引起进食障碍，进而引发营养缺乏；其次，口腔颌面部的感染、创伤等也会造成分解代谢亢进，增加机体对营养素的需求，如果此时营养素供给不足，就会加重机体的营养缺乏。

1. 营养相关因素

口腔颌面手术患者的营养不良最多见蛋白质和能量摄入不足。蛋白质和能量不足均可降低机体的免疫功能，使组织更新受阻，并妨碍酶与血浆蛋白合成。

2. 营养治疗原则

应根据患者病情的具体情况，如损伤部位、手术大小、恢复进度等来决定营养支持的内容和方法。①口腔手术后张口不受限的患者，一般在术后 12 小时后给予流质饮食，3～4 天给予少渣半流质饮食，5 天后进软食，可以选用粥、软面条等；②口腔手术前后，恶性肿瘤需进行放射治疗的患者，因机体消耗大量蛋白质与能量，应提高蛋白质与能量的摄入；③应该多进食容易消化的乳融状脂肪，如牛奶、黄油，少量或不进食油煎炸的、重油和辛辣食品；④手术后口腔不能咀嚼与张口者，宜用流质或厚流质来增加食物营养素密度，使胃部有饱腹感；伴有口腔黏膜溃疡的患者，虽可张口咀嚼，但多有受限，宜用半流质。应避免含纤维素多的蔬菜和粗、硬、不易消化的食物。

3. 食物选择

①可用食物：米汤、白米粥、软面条、烂饭、藕粉、蒸蛋、豆制品、饼干等；肉类应炖烂为宜；少纤维素的蔬菜；饮料如牛奶、果汁、麦乳精、豆浆，各种清浓汤；细软的糕点；②禁用食物：硬饭、粗粮、鸡爪、鸡翅等，带骨小鱼、硬壳果、煎炸食品，大块的多纤维蔬菜和含粗纤维多的水果。

4.2.1.2 扁桃体切除术

1. 营养相关因素

扁桃体是位于口腔后部的一道大门，因为扁桃体位于口腔之内，所以术后不能进行包扎、压迫止血，需要用进冷食的办法来达到止血目的。

2. 营养治疗原则

①局部麻醉者，术后 4 小时以后给予冷食；全身麻醉者应待患者完全清醒后方可进食。②术后第 1～2 天可改为半流质或软食；③忌食过咸、过酸的食物或过热的食物；④术后 1 周即可恢复普通饮食。

3. 食物选择

冷食包括：无刺激性、无酸性的冷流质食品，如冷牛奶、冰淇淋、冷藕粉等。患者应采用半流质膳食或软质膳食。

4.2.1.3 全喉切除术

全喉切除术多为喉癌，术后正常发音和吞咽功能丧失，影响生活和工作。术后鼻饲营养，可给予混合奶、匀浆饮食或要素饮食。每天能量为 10.46MJ（2500kcal），蛋白质 80～100g。通常鼻饲饮食 2 周左右；拔除鼻饲管后，如伤口愈合良好，则应鼓励患者进行口服饮食的锻炼。进食锻炼时，宜食细软易消化食物，避免油煎炸及坚硬食物。因全喉切除术后易出现误咽及吞咽困难，但通过数月进食锻炼，90％以上的患者吞咽功能恢复。

4.2.2　胸部手术

与其他外科患者一样，胸外科患者遭受着某种程度的创伤应激代谢反应。胸部手术范围较大，主要包括心脏、肺和食管手术以及胸部创伤等。同时，由于手术创伤消耗常较大、术前/术后禁食及合并胃肠功能障碍等，营养不良的发生率较高。特别是食管外科患者，消化道功能受到直接影响，营养障碍的情况更为严重。因此，有必要监测患者围术期的营养状况，加强营养支持，改善预后。

4.2.2.1　食管手术

食管手术多为食管癌手术。术前患者常有体重减轻、贫血、营养不良等症状，应给予细软、易消化、高蛋白、高能量、高纤维素饮食，术前 3 天开始无渣全流食，最好无渣营养素配方膳。术前留置胃管行胃肠减压引流，或术中置胃十二指肠或空肠管，易被管饲营养。如患者恢复正常，术后 2～7 天拔除胃管，

10～14 天拔除肠管，并予全流饮食，少食多餐，逐步增加各种营养素。食管癌术后应注意氨基酸和蛋白质的补充。如出现乳糜胸，可根据胸液乳糜试验情况采用无脂或低脂饮食。饮食能量不足，可口服中链三酰甘油（MCT）、或采用低脂如 MCT 要素饮食，因 MCT 经门静脉而不经胸导管运转。但长期应用 MCT，易造成必需脂肪酸缺乏，应注意补充。

1. 营养相关因素

首先，大部分食管外科患者术前即存在着不同程度的营养不良。其原因主要有：食管癌变引起的食欲不振或进食困难，导致营养物质摄入严重不足、消化功能障碍，使得消化吸收不良；或因肿瘤阻塞食道导致营养物质丢失增加；瘤体组织本身消耗并引起宿主代谢的紊乱。围术期适当的营养支持在提高患者对手术的耐受力和保证重要脏器功能、加速伤口愈合、提高免疫功能、减少并发症发生等方面都显得尤为重要。食管癌患者确诊时，其营养及免疫状况已经很差，如行手术治疗，机体营养及免疫状况进一步遭受损害，术后并发症增加，伤口愈合不良或延迟，导致手术成功率下降。

2. 营养治疗原则

（1）补充脂肪乳：对于食道病变的患者，由于术前长期禁食或摄入不足，对能量的需求较大，这时若全部葡萄糖供给显然已不能满足需要，且易造成负荷超载，不利于维持机体代谢，所以应补充足够的脂肪乳。一般营养支持的原则为：各种营养成分比例要适当；控制糖的摄入，但不应低于 150g/d，通常占需要量的 50%～60%；相应增加脂肪乳剂比例，但不应超过 50%，通常为 20%～30%；蛋白质给予 1～1.5 g/（kg·d）；占供能总能量的 10%～20%，能氮比为（502.08～627.23）kJ∶1g［（120～150）kcal∶1g］。但是，长期使用脂肪乳有可能出现黄疸、转氨酶升高、凝血酶原时间延长等表现，故应严密监测血脂水平和脂肪廓清能力。保持血三酰甘油水平低于 4.4μmol/L。若输入脂肪乳剂 4～6 小时，仍不能廓清者则不应再输入，同时保证必需脂肪酸供应，并使用中/长链脂肪乳剂。合并有肝功能不全时应慎重使用。

（2）适当加用外源性胰岛素。每输入 4～6g 外源性葡萄糖应加 1 个单位胰岛素，同时监测血糖、尿糖的变化，一般血糖控制在 8.0mmol/L 以下，不宜使血糖降得过低，如能维持在 4.5～6.1mmol/L 最为理想。

（3）同时应注意补充谷氨酰胺、支链氨基酸、精氨酸，及时纠正低蛋白血症和贫血。

4.2.2.2 肺部手术

肺切除手术后以静脉和口服营养为主，术后第 1 天可以进食流质膳食，然后逐步过渡到半流质膳食、软质膳食和普通膳食，应保证蛋白质和能量供给。

1. 营养相关因素

心脏外科患者由于长期伴有心功能不全，导致体循环淤滞，胃肠道、肝淤血水肿，严重影响消化吸收功能。此类患者易出现食欲不振，经口摄食减少，营养素供给不足，蛋白质摄入减少，并因肝功能障碍等导致蛋白质、纤维蛋白原和凝血因子合成减少，引起贫血和低蛋白血症，凝血功能障碍等。也因全身组织水肿而限制体液输入，不能足量从静脉补充营养素。故对肺部手术患者进行营养支持显得尤为重要。

2. 营养治疗原则

（1）能量来源：在营养治疗中首先应注意测定患者每天所需的总能量，并注意测定供能的比例。一般情况，糖占 50%～60%，脂肪占 20%～30%，蛋白质占 15%～20%，蛋白质需要量为 1～1.5g/(kg·d)。

（2）适当的糖脂比例：对急性呼吸衰竭和慢性阻塞性肺部疾病的患者，主张采用较低糖脂比配方，葡萄糖用量应控制在 150～250g/d。这是由于：首先，若过多输入葡萄糖［超过 5mg/(kg·min)］会产生大量二氧化碳，还可诱导胰岛素释放，促使葡萄糖与磷结合，诱发低磷血症，引起呼吸肌疲劳，加重呼吸负担，进而导致高碳酸血症。其次，高糖还可以加重肝负担。这些对于肺功能障碍的患者无疑是危险的。再次，由于脂肪氧化的呼吸商 RQ（0.7）较葡萄糖（1.0）低，氧化后二氧化碳产生量较少。故营养支持时给予高脂配方营养有助于降低氧耗量、减少二氧化碳产生、缩短机械通气时间，但其临床效果有待进一步确定。

4.2.2.3 心脏手术

心外科术后应加强营养，提高血浆蛋白水平，纠正贫血，给予充足的维生素，纠正水、电解质失调，常规是于术前给予半流质饮食，术后无并发症者，次日即可进食流质，1～2天后过渡到半流质再至普食。幼儿患者宜留置胃管，以便于胃肠减压及观察消化道出现的情况，同时辅以肠外和肠内营养。瓣膜置换术后常规应用抗凝治疗，饮食则应注意避免富含维生素K的食物。采用体外循环装置手术的患者，饮食中应注意补充富含蛋白质、铁和提高免疫力的食物。

1. 营养相关因素

有肺部疾病的患者，特别是肺癌患者，癌症恶病质导致机体恶性消耗，合并呼吸道反复感染、低氧血症、呼吸衰竭等所致的高代谢高分解状态，骨骼肌蛋白质合成减少，蛋白质丢失过多；在低氧血症和高碳酸血症状况下，胃肠黏膜损伤，尤其合并心功能不全时常有胃肠道黏膜淤血，引起胃肠道功能紊乱，表现为食欲不振和消化吸收不良，导致营养素摄入过少，不能保证基本的能量和营养素需求；或因为接受化疗而影响食欲，引起恶心、呕吐等，也会出现较为明显的营养不良。

2. 营养治疗原则

①能量供给比例为：糖占 55％～60％；脂肪占 20％～30％，其中动物性脂肪不超过 10％；蛋白质占 10％～15％，且以优质蛋白为主；能氮比为 627.6kJ：1g（150kcal：1g）。

②蛋白质：对于贫血患者，应予少量多次输血；低蛋白血症者应分次补充清蛋白制剂。

③注意补充维生素和矿物质：尤其是注意补充维生素 K、锌、钙、铁等；合并水肿的患者还应维持水、电解质的平衡，控制水钠摄入。

④保护肠道屏障功能，减少细菌移位：心脏外科患者由于胃肠道可出现不同程度的淤血，导致术后肠道蠕动减慢或肠麻痹；进行肠外营养时如未补充小肠黏膜细胞的特需营养素谷氨酰胺和结肠黏膜细胞特需营养素短链脂肪酸等，就会促使肠道厌氧菌生长，并影响内毒素的正常灭活；如再加之大量广谱抗生素的应用，上述因素将引起并加重肠道菌群失调。保护肠道屏障功能的措施包括尽快由肠外营养过渡到肠内营养；重视应用谷氨酰胺等特殊营养物质。在使用肠内营养时，应添加膳食纤维，供应量为 10～12g/d。最近有学者提出免疫营养或生态免疫营养的概念，即在肠内营养中使用肠道益生菌如双歧杆菌、乳酸菌等，更有利于维持肠功能，促进患者恢复。

4.2.3 腹部手术

腹部外科涉及多个脏器，如肝、胆、胰、胃、大肠、小肠和阑尾等，这些器官的组织来源、结构、功能均有不同，经历手术后给机体造成的影响也各不相同。因此，腹部术后患者的营养支持与手术部位、种类、大小、范围、持续时间、术前的营养状况以及原发病等有很大关系。有的手术范围较小、涉及的脏器功能也较简单，对患者影响不大，只需给予普通的营养素供给即可，甚至无需营养支持，在饮食方面也没有特殊要求；而有的手术侵扰性较大，涉及的器官功能也较复杂，尤其是消化系统的手术直接影响营养物质的消化吸收，对营养素的补充有特殊的要求。而阑尾、子宫切除术等不干扰胃肠道，术后早期（第一天）即可进食流质，术后3～5天可逐渐恢复正常饮食。

腹部手术后，由于肠功能尚未恢复，加上卧床等因素，导致肠道蠕动较慢，因此在进食的初期应尽量少给牛奶、豆制品及含糖量高的食物，以免产气过多引起或加重腹胀，进而妨碍伤口的愈合。

4.2.3.1 肝胆手术

肝是人体最大的器官。由于其复杂多样的功能，丰富的血供，肝手术的难度很大，术后体内代谢及生化方面的改变更需要给予适当的处理，以促进肝组织的再生和功能恢复。胆囊上有肝总管与肝相连，下有胆总管经十二指肠乳头与十二指肠相通。胆囊是肝胆汁排泌的中继站，有收集、浓缩、储存胆汁的作用，进食后通过复杂的反馈机制促进胆囊收缩，使储存于胆囊的胆汁排入肠道内。

1. 营养相关因素

肝手术后常见的营养问题包括：①低血糖，肝手术后肝功能尚未恢复，由于其失去血糖调节能力，身体缺少肝糖原应激库，所以肝手术的患者中约有70%以上罹患严重的低糖血症。因此手术后几天内或直到患者能经口进食糖类之前，都要注意控制血糖至适宜的浓度，并持续注射10%葡萄糖；②低白蛋白血症，肝是合成白蛋白的器官，故肝手术会引起低白蛋白血症。血浆白蛋白降低会引起胶体渗透压下降，导致组织水肿，同时也会引起免疫功能下降。因此，术后需持续地静脉给予白蛋白1～3周，以维持血液的白蛋白值；③凝血因子合成减少，维生素K依赖性凝血因子由肝合成，肝手术后合成减少。缺乏维生素K会出现凝血障碍，表现为出血倾向。当然，随着术后肝细胞的再生，其合成会恢复正常。因为维生素K是一种脂溶性维生素，能够在脂肪组织储存，所以在手术前给予维生素K的储备，手术后再适当补充，就能够有效地预防其缺乏；④胆汁分泌减少，胆汁由肝分泌，进入肠道后起乳化脂肪的作用，能够促进脂肪的吸收。肝手术后胆汁分泌减少，使患者消化脂肪的能力减小，进食高脂食物后患者会感胃肠不适，甚至发生脂肪痢。因此，手术后最初的膳食以淀粉类为主，选择蛋白质的食物来源时要避免那些含脂肪多的食物，如肥肉、肉松、花生米、芝麻、核桃、油酥点心等。开始时进低脂肪、高糖类流质饮食，以后改为低脂肪半流质饮食。

胆囊术后常见的营养问题：胆囊缺失后经过一段时间的代偿，胆总管会发生扩张。因为缺少了胆囊对胆汁的浓集，进餐后进入肠道的胆汁浓度和数量均下降，对脂肪的消化能力也减弱，容易发生粪脂超标。

2. 营养治疗原则

（1）肝手术后：为使胃肠道得到充分休息，肝手术后会有一段时间禁食，避免出现胃肠功能极度紊乱，此期必须依靠肠外营养来维持机体的需要。静脉给予葡萄糖、脂肪乳、氨基酸、白蛋白、各种维生素以及电解质、微量元素等，需要特别注意的是血糖和血浆白蛋白浓度的变化。能够经口进食后，需要从无脂肪的流质饮食，逐渐过渡到低脂半流质饮食。膳食中适量添加甜食，以满足维持血糖的需要。肝手术后选择蛋白质丰富而低脂的饮食，如蛋清、豆腐、豆浆、新鲜蔬菜及水果等。用中链脂肪替代部分普通脂肪既不会引起胃肠不适，又能够提供一定的脂肪能量，可以避免长期无脂饮食造成的脂溶性维生素缺乏。

（2）胆囊术后：给予充足能量、适量蛋白质的低脂肪饮食，注意膳食纤维、钙、铁、镁等的补充。术后1～2天肠道开始蠕动、肛门排气后即可给予饮食。术后饮食先由无脂流质食物开始，逐渐进展至低脂普食。少量多餐，每天5～6餐。如果术后5天以上患者仍不能经口饮食或接受肠内营养，则有必要以肠外的方式给予营养支持。

4.2.3.2 胃肠道手术

接受胃肠道手术的患者很多患有恶性肿瘤，也有其他良性肿瘤、外伤及难治性溃疡等。由于病变及手术部位直接干扰消化道，造成生理功能紊乱，加上恶性肿瘤的高代谢特性，大部分患者术前即存在着不同程度的营养不良。大部分胃肠道手术患者术前存在不同程度的蛋白质-能量营养不良，营养支持在围术期的使用虽不能降低此类患者的死亡率，但可改善其营养状况，降低手术死亡率与并发症发生率，也为复杂手术提供了保障。术前纠正营养不良的效果优于术后支持。

1. 营养相关因素

胃肠道外科患者，尤其是肿瘤患者营养不良的发生机制比较复杂，比较普遍的看法是认为与宿主和肿瘤代谢异常，摄入的营养素不能满足宿主需要有关。肿瘤患者全身葡萄糖更新加快，Cori循环和生糖氨基酸的糖异生作用增加，外周组织胰岛素耐受；肝蛋白质合成增加，肌肉蛋白质合成下降，呈现负氮平衡，同时血浆氨基酸谱异常，色氨酸浓度升高，引起厌食；内源性脂肪酸分解加速，而外源性三酰甘油水解则低于正常，游离脂肪酸和甘油氧化加快，血清脂肪廓清减慢。

2. 营养治疗原则

（1）蛋白质：在癌症及应激状态下，高蛋白质营养支持可促进蛋白质的合成代谢，改善氮平衡，但不能逆转蛋白质的分解代谢。对于高分解代谢的患者，在分解代谢高峰过去之前通过营养支持并不能达到正氮平衡。因此，建议蛋白质供给量以 70～80g/d 为宜。并且，由于动物蛋白质与结肠癌、直肠癌、胰腺癌呈正相关关系，而富含植物蛋白质的豆类却能明显抑制肿瘤，故大豆蛋白应占 20%。同时应补充非蛋白质能量，以免蛋白质作为能量被消耗。能氮比为（418.4～627.6）kJ：1g［（100～150）kcal：1g］，根据患者的实际情况定。注意加用一定的特殊氨基酸，如谷氨酰胺、精氨酸、支链氨基酸等。

（2）脂肪：肿瘤患者由于存在胰岛素抵抗，组织对糖的利用减少；同时脂肪动员加速，分解氧化增加，需要增多。另一方面，肿瘤组织由于缺少脂肪代谢的关键酶，对脂肪利用障碍，而对糖的利用显著增加。因此，研究者认为肿瘤患者所需能量主要从脂肪获得，而肿瘤组织所需能量主要来源于糖，故应向肿瘤患者提供高脂肪、低糖饮食。一般认为，胃肠道肿瘤患者的脂肪供能应占总能量的 30%，且应富含 n−3 不饱和脂肪酸。腹部大手术后按 1g/（kg·d）剂量输入脂肪乳，机体吸收良好，若超过 3g/（kg·d）或其供能占总能量的 70%，就会引起高脂血症、脂肪超载综合征的危险。

（3）无机盐和维生素：由于长期分解代谢，以及手术应激造成的消耗增加，需求增大，胃肠外科患者常有无机盐缺乏，主要有钠、钾、镁、铁、锰、锌、铜、铬、磷、氯、碘、钴、硒等缺乏。切除大段小肠的患者还要注意补充维生素 A、维生素 K、维生素 B_{12} 及铁剂，防止贫血，因为此类物质的吸收部位主要是小肠。许多流行病学研究表明，大量摄入水果和蔬菜与较低的癌症危险性密切相关。丰富的维生素 E 和类胡萝卜素能减少发生癌症的危险性。

4.2.3.3 剖宫产术后

剖宫产手术前一天的晚餐，应减少食物总摄入量。手术当日，若上午手术，早上要禁食；若下午手术，当日早餐可进食半流质，术前 4 小时禁食、禁水，以免手术进行中呕吐、腹胀或造成吸入性肺炎。手术后第 2 天，可进食清流质膳食，忌牛奶、豆浆等产气食物。术后第 3 天改为半流质膳食，之后根据病情逐渐进食普通饮食。宜采用高能量、高蛋白质膳食，增加液体摄入，确保供给充足的膳食纤维，以防止或减轻便秘，同时要注意补充膳食中的铁、锌、维生素 K 和维生素 C。

剖宫产手术，一般术后 24 小时胃肠功能即可恢复。如无特殊情况，3～4 日即可进食普通产褥期膳食。术后第 1 天应供给易消化、少胀气的清流质膳食，忌牛奶、豆浆、蔗糖和浓厚甜食，以免胀气。每日 6 餐。术后第 2 天，即可食用少渣半流质膳食，应为少纤维、易消化、稀、软的膳食。在手术后 3～4 天，即可食用产科的普通饭，遵循母乳喂养准则。

4.2.4　器官组织移植

器官组织移植是一种复杂的手术，往往会造成大面积创伤。外科创伤将引起一系列内分泌及代谢改变，严重创伤应激可导致高分解代谢，成比例地增加机体营养物质的消耗，同时还会造成免疫系统损伤，形成恶性循环。而且接受器官组织移植的患者往往存在待移植器官组织的功能衰竭期，多伴有严重的营养不良，持续的高分解代谢状态及营养素供给不足将加速这种营养不良。而通过适当的营养和代谢支持，保存机体组织，维护器官功能，可防止自身组织过多丢失，有利于伤口愈合和机体康复，减少感染和并发症发生，降低死亡率等。

4.2.4.1　肾移植

目前肾移植已成为终末期肾疾病的重要治疗手段。终末期肾疾病患者多存在一系列营养代谢紊乱，如低蛋白血症、贫血、高脂蛋白血症、代谢性骨病等，机体处于负氮平衡，合理的营养治疗能纠正负氮平衡，提高手术耐受力，促进移植肾功能的恢复，提高移植肾的存活率，减少并发症。肾移植后由于免疫抑制剂的长期使用，不同程度地影响着机体代谢，并可造成包括血压升高，血糖、三酰甘油、胆固醇及尿酸、血钠、钾增高，血钙、镁降低，或加速蛋白质分解，引起一系列不同程度的损害。

1. 营养相关因素

肾衰竭时机体代谢变化：①蛋白质代谢：对蛋白质摄入的限制常引起蛋白质缺乏，出血及蛋白尿又增加蛋白的丢失，出现负氮平衡、低蛋白血症、贫血等；同时必需氨基酸及组氨酸、酪氨酸含量下降，而非必需氨基酸含量升高，造成血浆中氨基酸比例失衡，影响蛋白质的合成，并加重氮质血症，使肾功能进一步受损；②糖代谢：70％左右的患者常出现糖耐量降低，胰高血糖素、生长激素等水平均升高，糖代谢紊乱；③脂肪代谢：血中胰高血糖素、生长激素等激素水平升高可促使脂肪动员，血浆中非酯化脂肪酸含量升高，并进入肝合成三酰甘油，再以脂蛋白的形式分泌入血，同时水解血浆中三酰甘油的脂蛋白酯酶活性下降，进而使血中三酰甘油升高，造成高脂血症；④水、电解质代谢：可出现水钠潴留、低钠血症、高钾或低钾血症、高镁血症、低氯血症、低钙高磷血症及代谢性酸中毒等水、电解质代谢紊乱；⑤透析时代谢：进行透析治疗时，营养物质丢失增加，特别是蛋白质、水溶性维生素、钠和钾等矿物质及铁、铜、锌和硒等微量元素。

肾移植后机体代谢变化：①移植肾功能的恢复：肾移植后，移植肾在恢复血循环 1～60min 后，即开始产生尿液，同时肾的各种生理功能开始逐渐恢复，能量需求由于实施了手术而有所增加，蛋白质、脂类及糖代谢逐步得到调整；②多尿期：部分患者在术后 24～48h 内可出现多尿现象，每小时可达 500～1000ml，易引起脱水、低钠血症及低钾血症等；③少尿期：还有一部分患者出现少尿或无尿现象，大约持续几天到 1 个月，是移植肾早期无功能的表现。出现少尿或无尿期时，临床多用血液透析治疗以等待移植肾功能恢复，此时代谢变化与移植前透析时相似；④排斥反应：肾移植术后多有排斥反应发生，主要有急性排斥反应、慢性排斥反应、超急性排斥反应，其中以急性排斥反应为最常见。排斥反应使移植肾的功能受到损害，机体出现蛋白质丢失，代谢产物堆积。

2. 营养治疗原则

目的是满足机体对营养素的需要和避免增加新生肾的负担，促使其尽快恢复功能。

（1）能量：依据患者病情、性别、体重、身高、体力活动、劳动强度等计算每天所需要的能量，若体

重大于标准体重的 5％～10％，营养治疗的基本原则
是控制总能量，每天按每千克体重 104.6kJ（25kcal）
供给，注意糖和脂肪的摄入量。鼓励患者参加适当的
体力活动，使体重保持低于标准体重 5％左右，有利
于血中环孢素 A 浓度的维持，以减少环孢素 A 的用
量。凡体重大于标准体重 20％或虚弱者，应供给足够
的能量，每天按 167.36kJ/kg（40kcal/kg），使体重逐
步恢复正常。成人轻体力劳动者每天按 125.52～
146.44kJ/kg（30～35kcal/kg）。也可提倡简单的方
法，用正常饮食维持理想体重。术后第 2 天如果已排
尿，即可进食。初期能量供给每天维持 6.27MJ
（1500kcal）左右，如病情进展顺利，1 周后可增至每
天 10.46MJ（2500kcal）。要随时观察体重变化情况。
不可超重过多，避免增加心脏负担。

（2）蛋白质：在能进食固体食物时，每天蛋白质
约限制在 40g 左右。经常观察血尿素氮、血肌酐等肾
功能化验指标，随时调整饮食中蛋白质的量。当肾功
能逐渐恢复，饮食蛋白质方可逐渐增加。可从每天
40g 逐渐增加到 50g，再继续增加到 60g。国外有报道
曾对肾移植术后患者进行氮平衡实验，每天供给每千
克体重 0.75g 高生物价蛋白质时，可以达到正氮平衡。
患者血浆清蛋白也能达到正常标准。当新生肾已恢复
功能时，每天蛋白摄入量最高可达 80g。免疫抑制剂
能加速蛋白质分解，抑制合成，使蛋白消耗增加，故

宜适当增加蛋白质的供给量，成人每天按每千克体重1.0～1.2g，感染和排异者除外。儿童为每千克体重2～3g，孕妇、乳母、营养不良及有其他消耗性疾病者可加到每千克体重1.5～2.0g。从生理的角度来说，肾移植后的患者虽然肾功能已恢复正常，但还是应注意保护自己的移植肾，不要给其增加过多不必要的负担，也就是蛋白质的总摄入量不宜过高。氮摄入过多，也是浪费，虽可以从尿中排出，但增加肾负担。

（3）钾盐：术后5～6天内应严格限钾。通常摄入40mmol/d，可与每天40g蛋白质入量相适应。根据病情可逐渐增加入量。但最好不要超过50 mmol/d。当出现多尿时则不必再限钾盐。每天供给量可达与60 mmol/d，但应随时观察血钾水平。注意若血钾偏低，还需适当增加钾入量。

（4）钠盐：术后初期尿少应进无盐饮食数天，限钠时要考虑食物本身的钠含量。若尿量逐渐增多，可改为低盐饮食，每天供给钠45mmol。恢复期除合并高血压、水肿者外，每天可供80 mmol，饮食中应避免无法精细计算的某些含钠食物，如加碱粉做的点心，或其他含碱面食。

（5）入液量：术后尿量增多前应限入液量，每天约限制在600ml。当患者每天排尿达600～900ml，说明移植肾已恢复生尿功能，发生急性肾小管坏死的可能性已推迟。此时可逐渐增加入液量，设法维持体内水平衡。计算入液量不能忽视食物本身的含水量，否则无形中会增加患者的心脏负担。

3. 膳食注意事项

（1）术前期及恢复期：除给予流质膳食 1～2 天外，均需供给低盐膳食，每天供给食盐 3～4g，或酱油 20ml。若有水肿，或高血压，或尿量少，应继续低盐膳食，若无上述情况，膳食则应偏淡，全天食盐6～8g。腹泻时给予高钠膳食，防止低钠血症。

（2）严格限制单糖：水果每天 150～200g，一般以不超过 250g 为宜。选择复合糖食物，采用高蛋白膳食的同时，必须吃含糖丰富的食品，如米饭、面条、馒头、面包、藕粉等。

（3）限制豆制品：术后 3～6 个月内，忌用豆类及其制品和含蛋白质的面制品。之后，可根据病情给予豆类及其制品。

（4）限制胆固醇：膳食宜清淡，防止油腻，不要食用油煎、油炸的食品，且应限制含胆固醇高的食物摄入，如动物内脏、蛋黄、猪蹄、软体鱼、乌贼等。

（5）忌用提高免疫功能食物：白木耳、黑木耳、香菇、红枣、蜂皇浆及人参等。

（6）注意补钙：补充牛奶，多食用其他含钙丰富的食物，如牛奶制品、鱼罐头、小虾皮、浓汁骨头汤及绿叶蔬菜等。增加户外活动，多晒太阳，可促进维生素 D 合成。

（7）防止体重过重：防止后期增长过快，一般在术后1～2个月时增长较快。术后体重最好能维持在低于标准体重5％的范围内。

（8）注意饮食卫生：选择食品一定要新鲜、质量好，忌用腐败变质的食品，宜选用移植术后消毒餐。

4.2.4.2　骨髓移植

骨髓移植是指将供者骨髓中的造血干细胞移植到受者骨髓内，重建受者的造血和免疫功能；临床分同种异基因骨髓移植、同基因骨髓移植和自体骨髓移植。营养治疗作为骨髓移植患者的综合治疗措施之一，对提高骨髓移植成功率和患者的生活质量起着相当重要的作用，已越来越为临床工作者所重视。

1. 营养治疗原则

（1）根据照射剂量配饮食，维持水、电解质和酸碱平衡；水分摄入每日2000～3000ml。

（2）能量：补充充足的能量，每千克体重167.36～188.28kJ（40～45kcal），甚至更高；脂肪和糖类为供给能量的主要来源，供能比例应为1：1；

（3）蛋白质：补充充足的蛋白质每千克体重2g，其中优质蛋白质应占总蛋白量的75％以上；

（4）维生素：补充大量的维生素C和B族维生素；

（5）对因化疗引起的恶心、呕吐等反应，不能经口摄食或经口摄食不足者，可采用肠内喂养或肠外营养支持；

（6）密切注意饮食卫生：严格把关；采用食物双蒸法，保持严格无菌。水果用 1：2000 氯己定浸泡，吃时去皮。

2. 食物选择

注意选择富含蛋白质的食物，如禽肉类、牛奶及其制品、蛋类、大豆及其制品等；选择富含维生素的食物，如新鲜蔬菜、水果、果汁等。

4.2.4.3　肝移植

肝移植是目前治疗终末期肝病最有效的手段。对肝移植的基础理论及临床实践的研究表明，营养因素在肝移植中有重要作用。合理的营养支持能改善患者的营养状况，纠正负氮平衡，增加患者抗病能力，并能使其内环境得到恢复和稳定，以提高肝移植的成功率及减少术后的并发症。

1. 营养相关因素

肝不仅是体内物质代谢的枢纽，它与糖、脂肪、蛋白质、维生素及激素等代谢密切相关，还具有分泌、排泄和生物转化等重要功能。

肝移植后的代谢特点：由于肝移植患者多为终末期肝病，移植后的肝功能不会立刻完全恢复，因此肝脏移植后机体内的糖类、脂肪、蛋白质等的代谢均发生改变。肝糖原在术后很快会被消耗，而肝内糖异生作用在没有恢复前易出现低血糖现象。若此时给予大量葡萄糖，由于肝对胰岛素的灭活作用低下，同时机体处于应激状态，血中儿茶酚胺、高血糖素等水平增高，会出现高血糖和胰岛素抵抗的现象。机体在应激状态时分解代谢亢进，在儿茶酚胺等激素的作用下，一方面肌肉组织大量分解产热供能，并产生氨等代谢产物，而肝对氨的处理能力没有完全恢复，使氨等有毒物质在体内堆积，肝对芳香族氨基酸的代谢能力不全，使血浆中氨基酸比例的失衡与肝性脑病的发生有密切关系。另一方面，酯酶的激活使脂肪组织动员，大量的脂肪分解供能，同时使血中三酰甘油、非酯化脂肪酸、酮体等增加。另外肝移植术后虽然应用免疫抑制剂，但仍有可能发生排斥反应，使移植肝功能受损，它已成为提高移植肝生存率的最大障碍。

肝移植后肝功能的评估：由于移植肝在保存过程中可受到不同程度的损伤，因此肝移植术后肝功能恢复的好坏是至关重要的，肝移植后肝功能的评估一般从以下几方面进行：①肝代谢功能的测定；②肝细胞损害程度的测定；③肝合成及分泌功能的测定。

2. 营养治疗原则

需肝移植的患者常是肝病终末期，此时多存在营养不良、肝性脑病、腹水，这些被视为肝移植的危险因素。合理的术前营养支持能改善患者的营养状况，有利于肝性脑病的治疗及腹水的纠正，以维持术前生活质量，防止病情进一步恶化，为移植手术提供条件。

术后患者合理营养有利于纠正负氮平衡、增加抗病能力，并能提高肝移植的生存率、减少并发症的发生。

术前营养支持原则：①营养供给量：能量应充足，125.52～146.44kJ/（kg·d）［30～35kcal/（kg·d）］；蛋白质一般为 1.0～1.2g/（kg·d），当出现肝性脑病时应减少蛋白质的供应为 0.5 g/（kg·d），并逐渐加至 1.0 g/（kg·d），且适当提高支链氨基酸的供给量；脂肪占总热量的 30%～35%；糖类占总热量的 50%～55%；水 1000～1500ml/d；氯化钠 2～3g/d；钙800～1200mg/d；并补充维生素及微量元素；②给予途径：经口进食应为首选，少食多餐。对不能采用经口进食的患者可采用管饲，要素膳和匀浆膳均能满足机体营养素需要。对于胃肠功能有严重障碍、有消化道出血及严重营养不良的患者，可采用全肠外营养方式达到营养支持的目的。

术后营养支持原则：

（1）术后早期的营养支持：肝移植术后虽然患者静息代谢率有所增加，但总能量的供给不宜过高，以免加重移植肝的负担。一般认为以 125.52～146.44 kJ/（kg·d）［30～35kcal/（kg·d）］为宜，或根据 BEE×活动系数×1.25 推算出每日能量需求；蛋白质亦可按 1.0～1.5 g/（kg·d）供给，术后血浆中氨基酸的比例一般可得到恢复，但若能适当增加支链氨基酸的供给量，可达到节氮的目的，同时还可减少肝脂肪变性；移植肝糖代谢功能的恢复大约在术后 6 小时开始，糖类仍是肝移植患者主要的供能物质，一般占总能量 50%～55%，脂肪占总能量的 30%～35%，适当增加中链脂肪酸的供给量对保肝有利。术后机体处于应激状态，同时临床应用大剂量的糖皮质激素，而使血中胰高血糖素、肾上腺素等激素水平均升高，并出现胰岛素抵抗现象，使血糖升高，此时不宜给予过多的糖类，而应适当提高脂肪供给量。水、电解质可视临床检验加以调整，并补充维生素和微量元素。术后 2～3 天禁食、禁水，可静脉给予葡萄糖等进行常规术后补液，排气后可进食，一般在术后 3～4 天即可进流食，并逐渐过渡到半流食，再逐渐增加食物的浓度和量，直至完全经口进软饭或采用管饲要素膳、匀浆膳，一旦能经口进食，则鼓励经口进食。术前就存在严重营养不良或消化道功能不全及各种原因不能进行肠内营养时，亦可采用全肠外营养，但应加强临床监测及护理，尽量缩短全肠外营养时间，以避免因全肠外营养而引起的肠膜萎缩、肠道细菌移位、胆汁淤积等病症。肠外营养亦可作为肠内营养的补充。如术后出现并发症则应注意营养支持方案的调整，以满足机体代谢上的改变，并保护受累脏器，如大量糖皮质激素治疗排斥反应时会引起机体蛋白质的分解亢进，增加蛋白质的供给量是必要的；而出现肾功能不全时应限制蛋白质、钾、钠及水的摄入；严重腹胀、腹泻、消化道溃疡或腹腔出血时，全肠外营养是最有效的营养支持途径等。

（2）术后长期的营养支持：肝移植术后长期的营养支持主要目的是预防与营养相关的疾病的发生，如肥胖、高脂血症、高血压、糖尿病、骨软化症等，合理的饮食是减少术后并发症、提高生活质量、延长生命的关键。建议能量为 125.52～146.44 kJ/（kg·d）［30～35kcal/（kg·d）］左右，蛋白质 1.0～1.2 g/（kg·d），糖占总能量的 55%～60%；脂肪占总能量的 30%，同时并注意维生素及微量元素的补充。加强体育锻炼。

3. 食物选择

宜选用食物：乳类及其制品，豆类及其制品，新鲜蔬菜、水果，饮食要清淡，菜肴用蒸、煮、炖、煨的方式，主食选择面包、馒头、花卷、包子等发酵食物，术后早期可管饲百普素。

禁忌食物：动物油脂、油炸食物及辛辣刺激食物，绝对禁酒，不可暴饮暴食。

4.2.4.4　断肢再植和骨折

骨折患者无论是否手术，均需卧床休息。饮食必须供给丰富的蛋白质和钙，以达到钙及正氮平衡。每天蛋白质 100～120g，或 1.5～2.0g/kg；钙 2g，同时注意补充维生素 D。除正常饮食外，可增加牛奶、豆制品、鸡蛋、骨头汤等食物。其他含钙较丰富的食物如虾皮、海带、芝麻等，也可适当选用。

4.3 烧伤患者的营养支持

烧伤是常见的急性损伤。轻度烧伤是指烧伤总面积小于 30％，机体应激反应轻，一般无营养问题；大面积烧伤是严重的创伤之一，严重烧伤患者由于发生应激反应，内分泌调节紊乱，创面在短时间难以愈合，出现高代谢反应，长期持续分解代谢，易导致营养代谢障碍，主要原因是：①代谢率增高，分解代谢旺盛；②创面大量渗出，随渗出液丢失大量蛋白质、无机盐和维生素；③消化功能紊乱，食欲减退，营养素吸收和补充困难；④组织修复需要的物质量增加。一般而言，烧伤越严重，发生营养障碍的可能性越大，而且营养不良的程度越重，若不及时补充，将严重影响患者的预后，因此，营养治疗是烧伤患者综合治疗的重要环节之一。

4.3.1 营养相关因素

烧伤患者往往伴有低蛋白血症、贫血、电解质紊乱、维生素缺乏和免疫功能低下等营养代谢障碍，临床可观察到消瘦，体重下降，创面愈合延迟，抗感染能力下降。

1. 能量代谢改变

烧伤后能量代谢的反应可分为低潮期和高潮期。

低潮期的特点是时间短暂（大约是 24 小时），代谢率低，产热被抑制；高潮期的特点是代谢率升高，产热和耗氧量增多，体温升高，心率快，负氮平衡状态，体重减轻，可持续 1～2 个月，创面愈合才可达到平衡状态；高潮期可分为分解代谢增强期和合成代谢增强期，机体出现复杂的营养代谢紊乱。烧伤后能量代谢增加的幅度与烧伤面积和程度有关，严重烧伤者基础代谢率可增加 100％。

2. 蛋白质和氨基酸代谢改变

烧伤后蛋白质分解代谢和合成代谢的速度均加快，但分解代谢速度超过了合成代谢速度，造成负氮平衡，蛋白质分解代谢的主要部位是骨骼肌。尿氮排出量增多，可持续数日甚至数周；尿氮量与烧伤面积和深度有关，轻、中度烧伤每日丢失 10～20g，严重烧伤每日丢失 28～45g。烧伤患者蛋白质丢失的特殊途径是烧伤创面的渗出液，且烧伤后可出现低蛋白血症，白蛋白/球蛋白比例倒置。

3. 糖代谢改变

高代谢需要大量的能量，体内可利用的储备糖仅有 150g，肝糖原储备仅有 75g。所以，烧伤后能量的提供主要靠糖异生，保证大脑、骨髓等的能量。生糖物质主要有生糖氨基酸、乳酸、甘油和丙酮酸，最重要的是生糖氨基酸转化为葡萄糖。血糖升高的程度与烧伤严重程度密切相关。且血糖升高在烧伤初期明显，以后逐渐趋正常，如果血糖再度升高，则是严重感染的结果。

4. 脂肪代谢改变

脂肪组织是烧伤高潮阶段的重要能量来源，脂肪组织加速分解，可保护蛋白质，减少或延缓糖异生。严重时每日丢失脂肪 60g 以上。血浆游离脂肪酸浓度大多升高，胆固醇降低。脂肪过度分解，由于载脂蛋白合成减少，游离脂肪酸和三酰甘油在肝聚集而形成脂肪肝。

5. 水、矿物质和微量元素代谢改变

（1）水：烧伤后肾排出水负荷的能力明显不足，患者表现为低钠血症，这往往是给予过多的低渗溶液引起的。

（2）钠：烧伤后，毛细血管通透性增加，大量水分和钠自创面丢失或潴留在组织间隙，引起血容量降低，血液浓缩，血黏稠度增加，血清中的钠、氢和碳酸氢根离子浓度下降，尿钠降低等，出现水钠潴留，病情好转时出现钠利尿现象，是组织回收钠的现象。

（3）钾：钾离子从细胞内释出，从尿和创面丢失较多，常出现早期血浆中高钾，后期低钾血症和负钾平衡。随着创面的修复，蛋白质合成的增加，钾的需要量也相应地增加，治疗中注意补充。

（4）锌：烧伤后血清锌下降，主要原因是从创面渗出液丢失，渗出液的锌含量是血浆的 2～4 倍，血浆

中许多锌与蛋白质结合在一起，蛋白丢失也将导致锌离子大量丢失；烧伤患者尿中锌的排出量显著增加，达正常人的 5～10 倍，可持续 2 个月之久，低锌血症将影响创面愈合。

（5）铜：血清铜、血浆铜蓝蛋白下降，下降程度与烧伤严重程度成正比，这与输液造成的体液稀释、创面渗出及补充减少有关。

（6）铁：烧伤后血清铁降低，主要原因是摄入不足及手术切痂造成的出血有关，在严重病例，缺铁存在于整个病程中。

6. 维生素代谢改变

从创面和尿中丢失；血清或血浆中维生素 A、B_1、B_2、B_{12}、C 及生物素、叶酸、烟酸均降低。

4.3.2　营养治疗原则

1. 不同疾病阶段的营养支持

（1）休克期：烧伤后 1～2 天内，患者应激反应严重，此时以静脉补液纠正休克治疗为主。应特别注意休克期营养，因休克期胃肠蠕动减弱，贲门松弛，胃肠功能受到抑制，此时不宜经胃肠道供应过多饮食，特别要限制患者的饮水量，防止大量饮水造成呕吐或急性胃扩张，可以置鼻空肠导管经肠内营养泵控制持续给予少量肠内营养制剂，以保护胃肠结构和功能。

（2）感染期：休克期过后，患者进入代谢旺盛期，

外科疾病的营养支持

203

此时创面坏死组织逐渐脱痂，易发生创面感染，严重时刻出现全身感染。患者需补充大量营养物质，此期通过营养治疗主要是改善高代谢状态，缩短高代谢反应期，改善负氮平衡，促进创面修复。休克期过后多数患者胃肠道功能逐渐恢复，但不能承受突然大剂量的营养素供给。因此，早期应以肠外营养为主要方式，从胃肠道补充营养制剂应逐渐增加用量，大约一周后，胃肠功能基本恢复，可以减少肠外营养，逐渐向肠内营养过渡。如口服困难，可置胃管、鼻空肠导管给予肠内营养液。如患者有严重消化道功能紊乱，且周围静脉不能利用，可以考虑中心静脉插管进行营养支持。

（3）康复期：这个时期患者创面大部分愈合，全身情况逐渐好转，应注意继续营养支持，促进患者痊愈。应以肠内营养为主，给予高蛋白、高能量、富含维生素的膳食。

2. 特殊物质的强化

近年来有一些研究显示，一些特殊的物质有助于改善烧伤后的高代谢反应，改善氮平衡，如生长激素、精氨酸、支链氨基酸、鸟氨酸-α-酮戊二酸盐等。国外研究资料证明，在大面积烧伤中用低剂量的生长激素（GH）0.03～0.06mg/（kg·d）治疗，除了降低血尿素氮外，对氮平衡、体重丢失都无影响，而用0.2 mg/（kg·d）GH治疗时，患者的供皮区愈合时间及总住院时间都显著减少。对24例严重烧伤患者应用谷氨酰胺 0.3～0.5 g/(kg·d)，可以观察到改善肠黏膜通透性的作用，但具体临床应用剂量及方法尚需进一步探索。

4.3.3　食物选择

（1）休克期：以清热、利尿、消炎、解毒为主，尽量促进食欲，少量多餐，不强调蛋白质和能量，注意补充多种维生素。可饮用茶、绿豆汤、西瓜汁、鸭梨汁、牛奶、酸奶等食物。

（2）感染期：继续利尿、消炎、解毒。此期给予高维生素膳食，并逐渐增加蛋白质及能量以补充消耗，要求优质蛋白质占蛋白质供给量的70%，保证供皮区再生及植皮成活率，改善负氮平衡。可以给予半流质、软饭等食物，包括各种粥、面食、鱼、虾、肉类、禽类、肝、蛋、巧克力和各种蔬菜。

（3）康复期：此期应全面加强营养，保证机体康复。可给予高蛋白质、高能量、高维生素和矿物质丰富的全价膳食，如各种面食、米饭、肉类、禽类、鱼、虾、牛奶、蛋类、各种蔬菜、水果等。

4.4　创伤及感染患者的营养支持

在发达国家，由创伤、伤害或感染造成的重症疾患，是一个主要的健康问题，每年大约有 8% 的人死于外伤，因为主要影响年轻人，所以多年来严重影响到国民生产总值。在全面治疗外伤后应激患者中，积极给予营养支持起着重要的作用。

4.4.1　营养相关因素

创伤和感染引起神经-内分泌系统发生一系列反应，引起胰高血糖素、生长激素、儿茶酚胺、甲状腺素、肾上腺素、抗利尿激素分泌增加，胰岛素分泌减少，其结果同饥饿状态，只是发生的过程快于饥饿。机体代谢改变主要表现为：①抗利尿激素和醛固酮激素增加，水钠潴留，可维持血容量。也可引起水、电解质及酸碱紊乱；②基础代谢率增加，增加幅度与创伤、感染的程度和持续时间有关，一般增加 $20\%\sim40\%$，大面积烧伤可达 $50\%\sim100\%$；③骨骼肌蛋白质分解增加，释放游离氨基酸，提供能量需要及合成的新蛋白质，消耗量最大的氨基酸是支链氨基酸，主要作为能源。骨骼肌细胞释放谷氨酰胺增多，其意义是为肠上皮细胞和免疫细胞提供能量和合成原料；④肝合成蛋白质也相应增强，主要合成修复组织蛋白质和免疫蛋白质，在重大创伤和感染时，其合成速度不及分解代谢；⑤脂肪分解代谢增加不及肝糖原和肌肉蛋白质分解明显，如果感染和创伤持续较久，脂肪动员明显，表现为血液中游离脂肪酸和三酰甘油升高。其原因是肝合成载脂蛋白减少，不能清除游离脂肪酸和三酰甘油，肝内脂肪聚集，易发生脂肪浸润。但是，感染时血液中游离脂肪酸和三酰甘油升高可以提供更多能量，减少葡萄糖的消耗，可减轻糖异生，同时脂蛋白可以与内毒素结合，减少内毒素的损害。临床主要表现为糖耐量降低、血糖升高、负氮平衡、瘦体组织减少、血脂升高。

4.4.2　营养治疗原则

1. 能量

对极度危重患者（包括创伤和败血症患者等）短期内予以"允许的摄入不足"可能反而对病情有利。这是由于系统性炎症反应中的中央型和周围型胰岛素抵抗造成的。中央型和周围型胰岛素抵抗造成了胰岛素阻抑肝产生葡萄糖的能力下降。在这种情况下，常用的能量供应量 $125.52 \sim 146.44 kJ/kg$（$30 \sim 35 kcal/kg$）常常可以引起显著的高葡萄糖血症。目前一些研究的结果支持一个新的假设：高能量摄入常能造成高的蛋白质分解代谢。这个结果从理论上支持了"低能量肠外营养"或"允许的摄入不足"的概念。计算外科应激患者能量需要最常用的方法是：能量需要＝BEE×活动系数×体温系数×应激系数。

2. 脂肪和糖

脂肪与糖的供能比应接近 $1:1$。过多的糖摄入可能导致肝功能损害。此外，糖在代谢过程中产生 CO_2

较脂肪多，并增加通气量及肺的负荷。因此，糖的供给不宜过多，特别是在已有肺部疾患或肺功能损害时，应减少糖的比例。

3. 电解质

创伤、手术和烧伤后，矿物质的丢失增加，丢失量的多少及持续时间的长短随创伤的严重程度而异。应结合生化测定结果进行补充，特别是钾、钠、镁和磷等。

对创伤、烧伤、严重感染和手术后患者，在补充微量元素之前，还应充分考虑如下问题：①目前有无微量元素缺乏症，以及何种微量元素缺乏和缺乏程度；②术前总体营养状况及微量元素状况；③有无微量元素过度丢失的途径；④排泄微量元素的途径有无障碍；⑤有无导致微量元素血清水平降低但总量并未减少的原因，如术后感染引起微量元素由血液循环向肝、脾等脏器重新分布等；⑥患者合成及分解代谢状况如何；⑦术后若行营养支持，应明确营养液中有无与微量元素相互反应的溶液或药物，以避免影响微量元素的生物效价及产生有害物质沉积于组织中；⑧术后营养液中微量元素含量是否超过每日需要量；⑨有无微量元素过量引起的毒副作用等。

对于微量元素铁来说，如果外科手术前机体铁状况良好，术后短期内不补充铁一般不会出现铁缺乏。但如果出现下述情况之一，补充铁是必要的。①术前已有引起铁缺乏的因素，如慢性失血等；②某些外科手术造成铁缺乏的可能，如胃切除术后，因胃酸减少导致铁吸收障碍；③长期肠外营养支持，每日铁的维持剂量在 12mg 左右，有月经时还可以增量，对于长期补充以上需要量可否引起铁过量仍无把握。特别是在肠外营养补充铁时，因丢失小肠的调节作用，体内无有效的排泄铁的途径，故有导致过量的可能。创伤或手术后若出现严重感染的并发症，铁的补充应更为慎重。此时血清铁的降低可能参与机体的"营养性免疫"反应，若大量补铁，使血清铁过高，会降低机体对感染的抵抗力。故应以低限补充，并根据患者个人情况加以调整。

对于微量元素锌来说，在外科手术后的营养支持中，锌的每日需要量取决于胃肠道锌丢失量及其摄入量。一般来说，在无良好的锌平衡监测的情况下，以小剂量、缓慢地匀速输入为好。因目前已有无菌和无致热原的锌制剂，故经静脉补锌值得推荐。补锌后注意锌过量问题，尤其在伴随肾功能不全时，更是如此。过量补锌后可出现多汗、低体温、高淀粉酶血症、精神抑郁等表现。

对于微量元素铜来说，在成人接受肠外营养支持时，为得到铜正平衡，每日需供给铜 0.3mg（铜经胃肠道的每日丢失量约为 0.2mg）。若伴随腹泻或肠瘘，则需增至每日 0.4～0.5mg。应注意的是，在长期肠外营养支持的病例中，上述铜的输入量若不减少，则会出现铜过量而在肝、脑及其他组织沉积，并进一步导致机体损害。

对于微量元素硒来说，经十二指肠插管滴注亚硒酸钠补充硒可被患者接受，故手术后补充硒应以肠内途径为首选。治疗量可达 $240\sim480\mu g/d$。而微量元素铬也需要注意，已有研究发现，长期肠外营养支持中血清铬降低时，出现葡萄糖耐受性下降及神经系统异常；但在肠外营养液中补充铬后，上述症状很快消失。人体对铬的确切需要量尚未明确，初步平衡研究显示，每日供给铬 0.02mg，可以防止铬缺乏。

4. 维生素

如果患者创伤或手术前机体维生素营养状况处于缺乏或不足的状态，则在受到创伤或手术后应立即补充各种维生素。如果患者此前维生素营养状况良好，则术后无需供给太多脂溶性维生素但因创伤或手术过程中失血、渗出等原因，往往伴有大量体液丢失，因此需要给予大量水溶性维生素。维生素 C 是合成胶原蛋白、促进创伤愈合所必需的物质，术后可每天给予 $500\sim1000mg$。B 族维生素与能量代谢有密切关系，也影响伤口愈合和机体对失血的耐受力，每天供给量应增加至正常供给量的 $2\sim3$ 倍为宜。骨折患者应适当补充维生素 D，以促进钙、磷代谢。有利于骨折创伤愈合和手术后进行营养支持的各种维生素的参考需要量如表 4 - 1。

表 4 - 1　创伤、手术后维生素每日需要量

维生素 A	一般不会出现缺乏症
维生素 B_1	20～40mg
维生素 B_2	20～40mg
维生素 B_6	25～50mg
维生素 B_{12}	0.5μg
维生素 C	500～1000mg
维生素 D	对骨病、骨折患者应适当补充
维生素 E	应用脂肪乳剂时适当补充

外科疾病的营养支持

结　　语

外科疾病本身虽然通常仅累及一到两个器官的功能，但在疾病的发生和发展过程中往往会影响神经内分泌系统而产生内环境的失衡，以至发生代谢紊乱及营养障碍。这些变化又反过来使原发疾病加重，从而导致更加严重的后果，甚至死亡。据统计，不少外科危重患者最终死因是营养衰竭，而不是疾病本身。由于外科疾病具有突发性和进展急骤的特点，往往伴有应激反应，应激状态下神经内分泌系统的改变常会导致体液、水、电解质平衡失调以及糖、蛋白质、脂肪代谢的变化。如果全身性应激状态持续不能缓解或得不到处理，将造成机体能量和营养物质储备耗竭，对机体健康产生严重影响。因此，营养支持在外科领域的应用日益重要，已经成为外科疾病治疗中不可或缺的一种辅助治疗手段，相信在外科治疗技术飞速发展的同时，营养支持将在外科治疗中产生更多、更好的作用，为外科疾病患者的早日康复作出更大的贡献。